MÉMOIRES

SUR LA

GALVANOCAUSTIQUE

THERMIQUE

PAR

LE DOCTEUR A. AMUSSAT FILS

AVEC 44 FIGURES INTERCALÉES DANS LE TEXTE

Dessinées par FAGUET

GRAVÉES PAR MM. BLANADET, RAPINE, SALLE ET THIÉBAULT

PARIS

LIBRAIRIE DE GERMER BAILLIÈRE

17, RUE DE L'ÉCOLE-DE-MÉDECINE

1876

DE LA

GALVANOCAUSTIQUE

THERMIQUE

ÉVREUX, IMPRIMERIE DE CHARLES HÉRISSEY

MÉMOIRES

SUR LA

GALVANOCAUSTIQUE

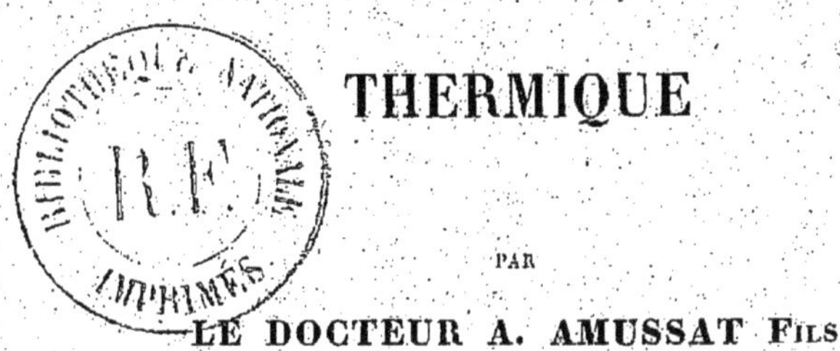

THERMIQUE

PAR

LE DOCTEUR A. AMUSSAT FILS

AVEC 44 FIGURES INTERCALÉES DANS LE TEXTE

Dessinées par FAGUET

GRAVÉES PAR MM. BLANADET, RAPINE, SALLE ET THIÉBAULT

PARIS

LIBRAIRIE DE GERMER BAILLIÈRE

17, RUE DE L'ÉCOLE-DE-MÉDECINE

1876

DE LA

GALVANOCAUSTIQUE THERMIQUE

HISTORIQUE

Fourcroy, rendant compte, dans le *Moniteur universel* du 5 messidor an IX (24 juin 1800), des dernières expériences qu'il avait faites avec Vauquelin, Thénard et Hachette, s'exprimait ainsi :

« Parmi les faits nouveaux dont la science de la nature s'enrichit chaque jour, il n'en est pas qui soit aussi remarquable et qui mérite plus l'attention des physiciens que celui qui est relatif à l'inflammation du fer par le galvanisme. L'appareil de l'expérience qui a été faite à l'Institut dans la séance de la première classe du 21 prairial dernier, en présence de M. le comte de Livourne, consiste dans huit plaques de zinc et huit plaques de cuivre de 27 centimètres sur 19 de diamètre, et de 2 à 4 millimètres d'épaisseur, placées les unes sur les autres et séparées de deux en deux par des morceaux de drap de même largeur, bien mouillés d'une dissolution de muriate d'ammoniaque. On fait communiquer les deux métaux extrêmes de cet appareil, le zinc et le cuivre, à l'aide de deux fils d'argent à l'extrémité de l'un desquels on roule en spirale un fil de fer très-fin, dont la pointe libre excède le fil d'argent. Au moment du contact, le fer rougit et donne des étincelles très-vives. Quelquefois il s'enflamme avec une véritable déflagration dans l'air atmosphérique [1]. »

La propriété calorifique de l'électricité découverte, comme on vient de le voir, il restait à en chercher les lois.

Children étudiant les différences que des fils métalliques de même longueur et de même diamètre, mais de nature différente, présentent sous le rapport de leur incandescence lorsqu'ils sont traversés par un même courant électrique, reconnut que, lorsqu'on fait passer ce courant par une suite de fils métalliques de même longueur et de même diamètre, fixés bout à bout, mais alternativement d'espèces différentes, les fils les moins conducteurs deviennent incandescents, tandis que les fils les plus conducteurs s'échauffent peu.

Quand les métaux employés sont le platine, l'argent ou le cuivre, les fils de platine rougissent, ceux d'argent ou de cuivre s'échauffent très-peu. Ce rapport inverse entre la conductibilité d'un métal et la propriété de devenir incandescent vient à l'appui de la théorie qui attribue les effets calorifiques de la pile à la difficulté ou à la résistance qu'éprouve le courant électrique passant d'un conducteur à un autre, ou d'une molécule d'un même corps à la suivante.

Tels étaient les résultats fournis par les expériences des physiciens, lorsque Recamier et Pravaz eurent l'idée d'utiliser la chaleur électrique en chirurgie, et essayèrent, en 1821, de détruire le cancer de l'utérus au moyen de la galvanocaustique thermique [2].

[1] *Moniteur universel,* 5 messidor, an IX, page 1142.

[2] Duchenne, de Boulogne. *De l'Électrisation localisée,* in-8°, Paris, 1855, page 20.

Vingt-deux années se passèrent sans que l'on songeât à ce nouvel agent de cautérisation, lorsqu'au mois de septembre 1843, le professeur Steinheil, de Munich, donna au docteur Moritz Heider, de Vienne, le conseil d'employer le fil de platine rougi à blanc par un courant électrique, pour cautériser la pulpe dentaire. Une année après, sans avoir encore rendu cette idée pratique, ce dentiste en fit part à la Société de médecine de Vienne, à l'occasion d'un mémoire qu'il publia sur les maux de dents.

Au mois de décembre 1844, M. Louyer, médecin belge, proposa la même méthode pour le même but, dans les archives de médecine belge.

Dans le mois de juillet 1845, Heider fit sa première opération avec le concours de Dummreicher, et le 15 octobre suivant il montra son appareil à la Société de médecine de Vienne. Il se servait d'un fil de platine plié en V, ou, pour brûler une surface, d'un fil de platine roulé en spirale plate. Les extrémités du fil de platine étaient unies à deux tiges de cuivre traversant un manche en bois. L'une des tiges était interrompue dans l'intérieur du manche, mais ses deux portions écartées pouvaient être mises en contact par la pression d'un bouton qui fermait le circuit immédiatement. Il employait un couple de Grove pour rougir le fil de platine.

L'année suivante, G. Crusell, médecin de district dans le gouvernement de Wiborgsk, connu par les travaux les plus importants qui aient été faits sur la galvanocaustique chimique, s'étant également occupé de la propriété calorifique de l'électricité, en fit pour la première fois l'application chirurgicale. Les passages suivants, extraits du mémoire que le chirurgien russe a publié dans le *Medicinisch zeitung Russelands,* Saint-Pétersbourg, 1848, page 395, feront connaître ses premières opérations :

« J'ai construit, dit-il, pour les opérations galvanocaustiques, des paires de Daniell à grandes surfaces, ce qui me paraît plus commode que l'union de plusieurs paires l'une à côté de l'autre pour former une grande paire. Le nombre des paires ne doit pas être assez grand pour faire rougir le fil de platine en entier lorsqu'on y fait passer le courant; les bouts du fil doivent rester blancs pendant cet essai préalable. Si le fil devient rouge dans toute sa longueur pendant le passage du courant, on doit diminuer le nombre des paires jusqu'à ce que dans une nouvelle épreuve les bouts du fil restent blancs. Sans cette précaution, le fil fond au milieu aussitôt que l'opération est commencée. Le fil mis en contact le plus convenable avec la partie malade, étant porté au rouge, l'opérateur lui fait exécuter un mouvement de va-et-vient, comme l'archet d'un violon, mais plus lentement, car aucun nouveau mouvement ne doit être fait avant que le fil refroidi par le mouvement précédent ne soit redevenu rouge. Si le fil galvanocaustique est assez long, on peut séparer avec lui, d'un seul mouvement, des parties organiques considérables.

« Quelques faits feront comprendre ce qui précède :

« Nowikoff, paysan de cinquante ans, avait un fongus hématode couvrant totalement son œil gauche, et si rapproché du front et du visage qu'il n'était pas possible de découvrir où se trouvait le pédicule. Le 22 avril 1847 on fit le portrait daguerréotypique de Nowikoff. Après avoir obtenu de cette manière un témoignage incontestable de l'état de la maladie, je commençai le traitement. Le problème était de détruire le fongus sans faire de tort à l'œil se trouvant derrière lui, peut-être à l'état sain. Il était donc tout d'abord nécessaire de rendre l'œil visible, si cela était possible. Je réussis à placer un mince fil de platine derrière la partie supérieure du fongus. Le fil, dont un bout était à droite et l'autre à gauche, fut intercalé dans l'appareil électrique et porté à la chaleur rouge. Après quelques mouvements faits avec le fil rougi, la partie supérieure du fongus tomba et l'œil, parfaitement sain, devint visible ; il y eut un léger écoulement de sang. Je recouvris la plaie de charpie sèche et la pansai soigneusement. Le lendemain, après avoir enlevé le pansement, je trouvai la plaie recouverte d'une mince croûte ; une eschare semblable se trouva aussi sur la coupe de la partie détachée du fongus. L'œil étant devenu visible et pouvant être évité dans l'extirpation électrolytique, on employa ce dernier procédé. La plus grande partie du fongus enlevée, on put voir bientôt aux bords de la plaie un travail de cicatrisation ; mais une semaine après le fongus commença à croître. Ce reste fut soumis à une nouvelle extirpation. Plus tard apparurent encore en un point de la plaie des granulations exubérantes qui furent complétement détruites par le même procédé. Le malade, ayant été éthérisé par M. le professeur Pirogoff, n'eut pas conscience de cette dernière opération. Peu de temps après, une belle cicatrice recouvrait la plaie occupée par le fongus. Le 26 juin on faisait de nouveau le portrait de Nowikoff au daguerréotype. J'ai présenté ces deux images photographiques à l'Académie impériale des sciences, qui les a mentionnées dans le compte rendu de la séance.. »

En 1846, le chirurgien russe se servit du fil de platine rougi par l'électricité pour diviser un rétrécissement de l'orifice uréthral, dont il donne la relation suivante :

« G..., originaire du gouvernement de W..., avait eu, il y a quelque temps déjà, une ulcération syphilitique primaire, qui avait occupé l'orifice de l'urèthre et les parties voisines. L'affection syphilitique céda à l'usage interne du mercure, mais il resta un rétrécissement considérable de l'orifice uréthral, dont l'inconvénient le plus grave était la longue durée de la mixtion. Il me consulta dans l'été de 1846 ; j'introduisis un tube d'argent mince, courbe et court, ouvert aux deux extrémités, dans l'ouverture encore existante de l'urèthre, et j'en poussai le bout contre le point jusqu'auquel l'ouverture de l'urèthre s'était primitivement étendue ; j'introduisis alors un fil de platine pointu à travers le tube et je le traversai. Ceci fait, je retirai le tube d'argent, qui n'avait servi que de conducteur, j'intercalai le fil dans l'appareil galvanocaustique et le portai à la chaleur rouge. En un instant le fil rougi se fit jour, et la grandeur normale de l'ouverture de l'urèthre produite par cette opération était couverte d'une mince eschare noire, ne causant pas le moindre désagrément et disparaissant d'elle-même en peu de temps, sans trace de suppuration. Je dis à G... de retenir son urine. Pas d'autre traitement consécutif. Le succès de l'opération fut complet et durable, car depuis cette époque il a toujours uriné à plein jet. »

Dans son travail, il conseille d'enlever les excroissances pathologiques avec un galvanocautère tranchant, formé d'une lame de platine montée sur un manche en corne et manœuvré comme un bistouri. Il fit présenter à cette époque à l'Académie des sciences de Saint-Pétersbourg un instrument pour la galvanocaustique. Middeldorpf n'en a trouvé nulle part la description, et jusqu'à présent je n'ai pas été plus heureux que lui.

En 1849, M. le docteur Sédillot employa avec succès l'électricité pour le traitement d'une tumeur érectile du nez, comme on le verra dans le passage suivant, extrait de l'*Aperçu sur la clinique chirurgicale de la Faculté de Strasbourg*, du 15 avril au 1er septembre 1849, par M. Wimpfen. (*Gazette médicale de Strasbourg*, 1850, page 83) :

« Deux enfants présentèrent des tumeurs érectiles du nez. L'une d'elles occupait la base de cet organe, avait le volume d'une noisette et s'étendait profondément à gauche, vers l'angle interne de l'œil. Deux excisions successives enlevèrent tous les tissus malades et le petit sujet guérit rapidement de cette difformité. Chez l'autre enfant, âgé de cinq ans, la tumeur s'était montrée à l'extrémité du nez; l'ablation fut faite le 19 avril. Il y eut récidive après. M. Sédillot reconnaissant l'impossibilité de recourir à une seconde excision sans déterminer une perte de substance incurable, eut recours à l'électro-puncture et une guérison parfaite fut obtenue. »

M. Sédillot, dans une note lue à l'Académie des sciences, le 28 juillet 1873, revenait sur cette opération dans les termes suivants : « C'est ainsi que dans les premières applications du courant voltaïque faites en 1828 par Fabré-Palaprat et par nous, en 1849, pour une tumeur érectile nasale, les aiguilles implantées à plusieurs reprises dans le tissu morbide à courtes distances ou en contact, déterminèrent des effets chimiques et thermiques. »

Née en France, appliquée à Vienne et à Saint-Pétersbourg, la galvanocaustique thermique fit son apparition à Londres en 1850. Le docteur J. Marshall, chirurgien, adjoint à l'hôpital du collége de l'Université, n'ayant pu, par les moyens ordinaires, guérir une fistule de la joue, songea à l'électricité, qu'il employa avec succès, et lut le 22 avril 1851, à la Société royale de médecine et de chirurgie, un mémoire : *On the employement of the heat of electricity in practical surgery*[1], dont les passages suivants permettront d'apprécier la valeur :

« Au commencement de septembre 1850, Richard W..., âgé de vingt-cinq ans, d'une constitution délicate et strumeuse, entre à l'hôpital. Il présente à la joue droite un trajet fistuleux survenu à la suite d'abcès multiples. Ce malade, après avoir été inutilement traité en ville pendant deux mois, et dans mon service pendant deux autres mois, me paraissait dans un état désespéré. J'avais bien songé au cautère actuel, mais l'opération me paraissait inexécutable. Alors il se présenta à mon esprit qu'un fil de platine qu'on passerait aisément à travers le sinus le plus étroit et le plus tortueux, pourrait, en étant placé dans le circuit d'une puissante batterie électrique, être chauffé dans toute sa longueur, de manière à cautériser efficacement toute l'étendue de la surface interne de la fistule. Aucune objection rationnelle ne s'étant présentée, je commençai par des essais sur les tissus d'animaux morts et sur d'autres vivants.

« La possibilité d'employer le galvanisme pour cautériser les tissus étant démontrée, j'ai procédé à en faire l'application chez notre malade le 5 novembre, en présence du professeur Sharpey et du docteur Dichtfield. Un fil de platine de 1/50e de pouce de diamètre fut introduit dans le trajet fistuleux; l'extrémité externe fut repliée et mise en contact avec le pôle cuivre de la pile qui nous avait servi dans nos expériences ; l'extrémité interne dans l'intérieur de la bouche fut mise en contact avec le pôle opposé. Le circuit galvanique étant ensuite fermé, le fil s'échauffa instantanément et au bout de 9 secondes,

[1] *Medico chirurgical transactions Lond.*, 1851. T. XVI, p. 221.

temps jugé suffisant pour obtenir la cautérisation, le courant fut interrompu. En tirant le fil, on le trouva adhérent aux parties voisines; les ouvertures fistuleuses étaient bordées d'une eschare blanche et pouvaient permettre l'introduction d'une plume de corbeau.

« Le malade, qui n'avait pas été chloroformé, exprima lui-même sa surprise du peu de douleur produite par l'opération; il avait eu une sensation de brûlure à la joue et de piqûre à l'intérieur de la bouche, mais nulle douleur dans le trajet fistuleux. Cinq ou dix minutes après, il n'éprouvait plus qu'un sentiment de tension dans la joue.

« Les deux jours suivants, il survint un peu de gonflement et de rougeur dans le trajet fistuleux, avec écoulement d'un liquide sanieux. Vers le quatrième jour, l'élimination des eschares commença; l'interne tomba le cinquième jour et l'externe le sixième. Du pus de bonne nature était sécrété par la plaie. Le huitième jour, l'ouverture interne était fermée et le 16 novembre, onze jours après l'opération, la cicatrisation était complète.

« Une semaine plus tard, du gonflement et de la tension se manifestèrent à la partie postérieure de la joue; du pus épais, mais en petite quantité, s'échappa de l'intérieur de la bouche et je crus un instant que la fistule se rouvrait; mais en examinant les choses de plus près, je constatai que cette tension, que cette sécrétion purulente provenaient d'une espèce de sinus qui avait échappé aux premières investigations. Pour cautériser ce sinus fistuleux, j'employai un fil de platine ployé en deux, l'anse du fil devant être introduite dans la cavité du sinus et les extrémités mises en contact avec l'appareil galvanique. La cautérisation fut faite le 14 décembre et le courant employé pendant 10 secondes; mais cette fois, le résultat ne fut pas aussi satisfaisant que la première, et je dus recommencer l'opération le 18 décembre. La cautérisation fut précédée de l'ablation de la dent de sagesse et le courant galvanique fut maintenu pendant 15 secondes. Le malade accusa une douleur beaucoup plus forte que la première fois, l'eschare fut plus épaisse et le sinus se cicatrisa définitivement en un peu moins de 15 jours. Au 22 mars 1851, la guérison ne s'était pas encore démentie. »

Le chirurgien anglais avait de plus employé la cautérisation électrique dans quatre cas de fistules rectales, cinq cas d'hémorrhoïdes externes, un cas de fistule à l'anus.

Le 10 mai 1854, J. Marshall, faisant connaître le résultat de ses recherches ultérieures à *The north London medical society*, établissait trois grandes classes d'indications de cautérisation électrique :

1° Pour la destruction des parties molles ;

2° Pour cautériser des fistules ou des sinus ;

3° Pour obtenir la rétraction des parois de conduits relâchés.

« Pour enlever ou détruire des parties molles :

« 1° *Hémorrhoïdes* petites et peu saignantes ; elles peuvent être enlevées avec le fil rouge.

« Grosses et saignantes, il vaut mieux les cautériser en surface de la muqueuse, aux parties profondes. Pour cela, on se sert d'un cautère formé par le fil de platine enroulé autour d'une extrémité discoïde du volume d'une pièce de fourpenny ou plus encore, qu'on appuie fortement sur les tissus qu'on veut détruire ; cela permet d'éviter l'hémorrhagie qu'on aurait à craindre si l'on faisait l'ablation de tumeurs volumineuses. Les résultats ont été heureux, la douleur moindre qu'après la ligature. MM. Steele d'Abergameny ont également employé ce mode de traitement.

« 2° *Tumeurs vasculaires de l'urèthre*. L'expérience lui a montré que ces tumeurs si douloureuses, si disposées à saigner quand on y touche avec les ciseaux ou le bistouri, et si disposées à récidiver quand on les détruit incomplétement, peuvent être guéries aisément sans danger et sans retour par le cautère électrique appliqué en surface. (M. Marshall a fait construire une sorte de spéculum en fil métallique pour mettre à découvert ces petites tumeurs).

« 3° *Nœvi*. Le cautère électrique n'offre une utilité particulière que lorsque le nœvus existe dans la lèvre ou dans la narine, ou dans l'oreille externe. Il a eu un beau succès de ce genre sur un enfant de trois ans, atteint de nœvus à l'aile du nez, et guéri à peu près sans difformité.

« *Pour oblitérer des fistules ou des sinus.* M. Marshall a employé avec succès le galvanocautère dans un cas de fistule à la joue, pour un kyste sébacé situé derrière le sacrum, et pour un kyste semblable qu'une dame portait au visage.

« *Pour les fistules à l'anus.* La méthode de division par un fil incandescent est utile chez les sujets hémorrhagiques; mais M. Marshall préfère habituellement le bistouri. Toutefois, on peut faire oblitérer sans incision des fistules à l'anus, incomplètes et même complètes; dans un cas de chaque espèce, la guérison fut permanente. Dans un cas de fistule complète, le trajet refermé ne tarda pas à se rouvrir. Enfin, dans trois cas, la cure tentée sans division échoua.

« *Pour les fistules urinaires.* M. Marshall en a déjà guéri une; une autre et des plus graves est en traitement et en bonne voie.

« *Pour les fistules vésico-vaginales.* M. Marshall a montré le dessin d'une large fistule vésico-vaginale admettant trois doigts de front, qui a été guérie par des applications successives de cautère électrique : un autre cas est en traitement et promet de guérir.

« Il faut en pareil cas de la persévérance, mais pas de soins spéciaux; les malades peuvent sortir, excepté au début du traitement.

« *Pour faire rétracter les conduits relâchés.* Notamment le vagin dans le prolapsus utérin, avec cystocèle ou rectocèle. M. Marshall cite quatre cas où aucun appareil ne pouvait maintenir le prolapsus.

« La cautérisation n'a eu pour résultat que de faire porter aisément à trois malades le pessaire ou entonnoir; l'une d'elles commence même déjà à s'en passer; la quatrième n'a pas été soulagée[1]. »

[1] *Medical Times and Gazette*, 1854, t. I, p. 583.

Les travaux du docteur J. Marshall ayant attiré en Angleterre l'attention sur les avantages de la galvanocaustique thermique, deux dentistes de Londres, MM. T. Harding et G. Waite, en firent l'application aux affections dentaires, en se servant de galvanocautères analogues à celui de Moritz Heider.

L'étude de ce nouvel agent de cautérisation les conduisit à en résumer ainsi les indications et les avantages[1] : « 1° Pour cautériser la pulpe nerveuse des dents, lorsqu'il y a une trop grande sensibilité qui empêcherait l'opération du plombage et l'enlèvement de la carie ; 2° lorsque les gencives se sont retirées et ont laissé le collet de la dent extrêmement sensible dans la mastication ; 3° lorsque les dents sont atteintes de ramollissement ; 4° lorsque les dents doivent être pivotées, et que la vitalité restant dans la racine exposerait le malade à une sérieuse inflammation ; 5° lorsque les dents ont été coupées, cassées ou limées et que, par suite, elles sont restées trop sensibles au froid et à la chaleur ; 6° lorsqu'il y a une violente odontalgie ; 7° enfin, lorsqu'une hémorrhagie survenant empêche de continuer une opération.

« Il faut avoir soin de ne pas continuer trop longtemps l'application du cautère, car il brûlerait et noircirait les parties qu'il toucherait. »

En 1852, Nélaton fit connaître, dans la *Gazette des Hôpitaux*, son opinion sur le cautère électrique employé dans le traitement des tumeurs érectiles sous-cutanées. Quatre malades ayant été guéris par lui au moyen de la galvanocaustique, il concluait ainsi :

« 1° Le fil de platine qui forme le cautère est petit, la perte de substance de la peau sera donc petite, et la cicatrice définitive presque nulle.

[1] *The Lancet*, 1851, t. I, pages 700 et 703.

« Or, c'est là une considération importante, car presque toutes ces tumeurs ont pour lieu d'élection un point de la face, des téguments du crâne, de la poitrine, toutes régions où le chirurgien doit ménager avec grand soin l'étendue des cicatrices indélébiles, comme le sont toutes celles produites par les caustiques.

« 2° Avec le cautère électrique on détruit sûrement et rapidement tous les vaisseaux qui alimentent la tumeur.

« 3° Quant aux accidents qui pourraient se développer à la suite de l'emploi de ce moyen, ils ne sauraient être beaucoup plus graves que ceux déterminés (bien rarement) par les cautérisations ordinaires. (Dans les cas assez nombreux où Nélaton a fait usage du nouveau cautère, ces accidents d'ailleurs ont été complétement nuls.)

« La remarquable propriété de ce nouveau cautère de ne s'échauffer que dans le point précis qu'on désire faire agir laisse apercevoir sur-le-champ les nombreuses et utiles applications que permettent d'espérer les premiers et fructueux essais que nous venons de signaler. »

La même année, Leroy d'Etiolles père[1], ayant appliqué la galvanocaustique thermique au traitement d'un rétrécissement de l'urèthre, s'exprimait ainsi :

« En apprenant les expériences de M. Nélaton, j'ai songé de suite à faire à la cautérisation des rétrécissements de l'urèthre l'application du cautère électrique ; mais il fallait pour cela modifier l'appareil de M. Renault, qui est trop volumineux pour être insinué dans l'urèthre ; le rapprochement des deux fils de cuivre nécessitait un meilleur isolant que le bois. Je les ai fait placer dans deux tubes de verre que j'ai fait recouvrir d'une couche de gutta-percha, leur

[1] *De la cautérisation d'avant en arrière, de l'électricité et du cautère électrique dans le traitement des rétrécissements de l'urèthre.* Paris, 1852, p. 46.

formant une commune enveloppe. Le fil de platine, courbé en fer à cheval, n'a qu'un demi-millimètre de diamètre; plus gros, il serait disproportionné avec le volume des fils de cuivre et ne rougirait pas; sa saillie n'est que d'un centimètre en avant des tubes de verre et de leur enveloppe. J'ai fait, il y a trois jours seulement, l'application de ce cautère électrique sur un rétrécissement situé à 13 centimètres de profondeur, c'est-à-dire en avant du bulbe. Le courant n'a pas duré plus de deux secondes; la sensation a été celle de la brûlure, mais assez légère. Il n'est pas résulté d'inflammation ni de rétention d'urine. »

A cette époque, le docteur Hilton, chirurgien à Guy's-Hospital, fit l'ablation d'une tumeur vasculaire de la largeur d'une pièce d'une couronne, située derrière l'oreille, chez un enfant de deux mois, au moyen de la galvanocaustique thermique. Il en traversa la base avec un fil de platine, pratiqua la section d'une moitié, puis de l'autre, en faisant rougir le fil, avec un appareil de Cruicshank[1].

Dans la séance du 4 juillet 1853, j'ai fait connaître à l'Académie des sciences de Paris le résultat de mes recherches sur la galvanocaustique thermique.

En employant un fil de platine chauffé au moyen d'une batterie composée de piles de Bunsen, j'avais pu :

1° Cautériser l'intérieur d'une grenouillette du volume d'une grosse amande et en obtenir la guérison;

2° Cautériser l'intérieur d'une cavité anfractueuse occupant toute la face postérieure de la glande mammaire droite, chez une femme de vingt-quatre ans, et en obtenir la cicatrisation;

3° Cautériser extérieurement et intérieurement le col de

[1] *On the application and effect of electricity and galvanism in the treatment of cancerous, nervous, rhumatic and other affections.* By R. M. Lawrance. Lond., 1853, p. 80.

l'utérus dans les cas d'engorgement avec ulcération de cette partie de l'organe;

4° Faire l'ablation de deux tumeurs cancéreuses, l'une siégeant dans la paume de la main et ayant 10 centimètres de longueur sur 8 centimètres de largeur; l'autre, plus volumineuse, encore placée dans la région mammaire.

Pour l'ablation des tumeurs mobiles, j'employais le procédé suivant : Soulevant la tumeur avec la main gauche, j'en traversais la base avec une aiguille d'acier portant une anse de fil de platine; lorsqu'elle était parvenue du côté opposé, je la retirais en coupant l'anse métallique. J'avais alors deux fils distincts dont les extrémités étaient maintenues en rapport avec les pôles de deux batteries électriques puissantes, composées de piles de Bunsen.

En tirant doucement les fils en sens opposé, je faisais l'ablation de la tumeur; il restait ensuite une surface cautérisée sur laquelle on appliquait d'abord des réfrigérants et que l'on pansait ensuite avec des compresses trempées dans de l'eau simple, jusqu'à cicatrisation complète.

Le nombre des éléments doit être tel que les fils métalliques projettent une lumière très-vive, et l'on doit les tirer doucement, car à cette température ils se brisent facilement quand on sectionne la base de la tumeur; on obtient ainsi une cautérisation suffisante de la couche de tissus placés au-dessous du fil [1].

Au mois de mars 1854, M. le docteur Bancel-Dupuy s'exprimait ainsi dans sa thèse inaugurale [2] : « M. le docteur Amussat fils, qui a déjà employé l'électricité pour faire l'ablation de tumeurs assez volumineuses, a songé également à l'appliquer au traitement chirurgical des tumeurs hémor-

[1] *Union médicale.* 1853.
[2] *Du traitement chirurgical des tumeurs hémorrhoïdales.* Paris, 1854, p. 30.

rhoïdales. Il propose deux procédés : l'un, qu'il nomme *cautérisation en masse*, consiste à placer la tumeur que l'on veut détruire entre les lames de la pince préservatrice en cristal[1] et de la brûler en place avec le cautère électrique; (ce cautère est une petite capsule en platine munie de deux appendices que l'on met en communication avec les pôles d'une forte batterie électrique; elle passe immédiatement au rouge blanc). »

La même année j'adressai, au mois d'octobre, à l'Académie des sciences, une seconde communication dans laquelle je m'exprimais ainsi : « J'ai fait l'ablation d'une troisième tumeur carcinomateuse, siégeant dans la région mammaire, en faisant subir au manuel opératoire une modification consistant à pédiculer la tumeur avec un instrument d'acier, au lieu de le faire avec la main, comme dans les premières opérations.

« L'appareil se composait de deux fortes rainures droites ou courbes en acier, garnies intérieurement de deux minces lames d'ivoire. L'une des pièces portait aux deux extrémités une tige droite en acier qui s'engageait dans un trou percé aux extrémités de l'autre pièce, de manière à les empêcher de se renverser. De plus, deux anneaux métalliques oblongs, traversés par une vis plate, permettaient de rapprocher les rainures et de les maintenir dans une position fixe.

« La base de la tumeur étant placée entre les deux rainures et suffisamment comprimée, j'en ai opéré la section avec deux fils de platine du numéro 27, de 25 centimètres de longueur, mis chacun en rapport avec une batterie de 15 éléments de 21 centimètres de hauteur.

« J'ai cautérisé circulairement la base d'une tumeur hémorrhoïdale à l'aide d'une pince en ivoire, dont les baguettes,

[1] *Revue de thérapeutique médico-chirurgic.*, Mai 1868.

articulées à l'une de leurs extrémités, sont traversées par un mince ruban de platine de 3 millimètres de large, fixé par un petit anneau à l'articulation de la pince.

« La malade s'étant placée dans la position ordinaire, j'ai introduit dans le rectum la pince fermée, en l'entr'ouvrant vis-à-vis de la tumeur; celle-ci s'y est engagée et je l'ai comprimée de manière à la maintenir dans une position fixe. Mettant alors les deux extrémités du ruban de platine en rapport avec une batterie composée de 6 piles de Bunsen de 35 centimètres de hauteur, j'ai pratiqué la cautérisation circulaire de la base de la tumeur en quelques secondes.

« En employant ces mêmes éléments, j'ai pratiqué sur la nature inanimée, suivant les méthodes circulaires et à lambeaux, la section des chairs de la cuisse et du bras d'un adulte. La section de l'os faite avec la scie, j'en ai cautérisé la surface avec le ruban de platine. J'ai pu également, à l'aide du ruban de platine porté à une très-haute température avec le même appareil, calciner circulairement les couches externes d'un fémur et carboniser les parties internes de manière à obtenir la rupture de cet os par un léger effort. Je pense néanmoins qu'il est préférable de carboniser la surface de l'os scié plutôt que de vouloir en obtenir la rupture uniquement par l'électricité[1]. »

En 1853, le docteur Robert Ellis communiqua à la *Wersten medical and surgical Society*[2] le résultat de ses travaux sur la cautérisation du col de l'utérus au moyen de la chaleur électrique. Rappelant les succès obtenus par Jobert (de Lamballe) dans le traitement de certaines affections du col par le cautère actuel, il déclare donner la préférence à ce moyen sur la cautérisation avec le cautère potentiel.

[1] *Union médicale*, 1854.

[2] *The Lancet*, 1853, t. II, p. 503.

« M. Marshall, dit-il, paraît être le premier qui, dans ses recherches sur la chaleur électrique, ait corroboré les vues des anciens relativement à l'action curative du cautère actuel.

« Il ne s'est servi que d'un fil de platine agissant sur une surface trop restreinte ; l'auteur a adopté une meilleure méthode, qui permet d'agir sur une grande surface.

« Il se sert, pour cet effet, d'un instrument qui n'est autre que le cautère à porcelaine. Il se compose d'un cathéter d'argent de taille ordinaire, redressé et ouvert à ses deux extrémités. Le bout supérieur est fendu et écarté pour recevoir une boule de porcelaine et percé pour laisser sortir les fils intérieurs. Ceux-ci, isolés, sont contenus dans l'intérieur du cathéter ; par une de leurs extrémités ils sont en connexion avec la batterie, par l'autre avec *un fil de platine qui est enroulé en spirale autour de la porcelaine*. La pile employée est celle de Grove, à quatre ou cinq couples. Deux d'entre eux sont nécessaires pour chauffer la boule de porcelaine à blanc, degré de chaleur qu'il considère comme essentiel. »

A la fin de l'année 1854, Middeldorpf publia son travail sur la galvanocaustique. Dans ce traité, le premier qui ait paru sur ce sujet, le chirurgien de l'hôpital Allerheiligen, à Breslau, rappelle les principes sur lesquels est basée la galvanocaustique ; il fait connaître les instruments qu'il emploie, et, après avoir résumé les travaux de ses devanciers, il s'exprime ainsi : « Le 17 novembre et le 15 décembre 1852, je fis connaître les résultats que j'avais obtenus, dans un rapport que je lus devant la section des sciences naturelles de la Société silésienne, qui était intitulé : *Sur l'usage chirurgical de la chaleur électrique*. J'élucidais le tout par des expériences avec le galvanocautère et l'anse coupante. Je détaillais les avantages de la méthode et de ses usages comme moyen de destruction, de cautérisation, pour couper et produire une irritation, pour amener des coagulations, des suppurations, etc.

« Le 30 mars 1853, je pratiquais la première opération, l'extirpation d'un polype naso-pharyngien. Si je ne me trompe, c'est le premier exemple de résection d'un polype. Cette opération réalisa entièrement les espérances que je fondais sur mon anse coupante, que j'employais ici pour la première fois; qui réunit le couteau à la ligature et à la méthode hémostatique; qui agit avec sûreté et rapidité dans les régions inaccessibles à l'instrument tranchant.

« Cette première opération fut suivie, le 26 mai, de l'extirpation d'un polype du larynx et de beaucoup d'autres, au nombre d'une soixantaine aujourd'hui, dont une partie se trouve relatée dans les observations. Aucune de ces opérations n'eut de suites fâcheuses, et il n'y en eut que peu dont le résultat fût imparfait. Je me contente de faire ressortir ici, comme méthode nouvelle, la cautérisation, la division et la section de fistules, faites le 23 mai 1853, avec le fil métallique, le galvano-cautère et l'anse coupante, et l'emploi fait pour la première fois, le même jour, du séton incandescent, pour une tumeur érectile de la région parotidienne; la cautérisation d'un rétrécissement de l'urèthre infranchissable pour les bougies, le 16 juillet, et l'extirpation d'un polype de l'utérus, le 5 octobre. »

Outre les opérations citées plus haut, le chirurgien de Breslau a appliqué avec succès la galvanocaustique thermique au traitement des hémorrhoïdes et des fistules du rectum, à l'excision de tubercules syphilitiques de la région anale, à l'ablation d'une tumeur cancéreuse du cou, de tumeurs pédiculées de la peau, à la cautérisation d'un vaste ulcère siégeant sur le muscle fessier, de l'épulis; dans le districhiasis, à la destruction d'un névrôme, à l'amputation de la luette, des amygdales, d'un pouce surnuméraire, à la cautérisation de tumeurs érectiles de la joue et de la région temporale, au traitement de fistules siégeant à la région trochantérienne, à la région fessière, dans le creux axillaire et au sac lacrymal ; à la guérison d'une fistule stercorale de la région inguinale droite ; à l'excision de deux autres polypes naso-pharyngiens et d'un autre polype utérin, etc...

Le travail de Middeldorpf, résumant bien les connaissances de l'époque sur ce nouvel agent de cautérisation et indiquant les différents manuels opératoires, a permis aux chirurgiens qui en comprirent l'importance, d'en faire l'application. On peut dire qu'après la publication de ce traité, la galvanocaustique thermique prit place dans la chirurgie.

L'ANSE GALVANIQUE

Le fil de platine saisi avec deux pinces montées sur les réophores d'une pile thermique et appliqué sur les tissus vivants est le mode de cautérisation et de diérèse qui fut employé par les premiers chirurgiens qui s'occupèrent de galvanocaustique.

La quantité de chaleur développée étant en rapport avec l'intensité du courant et avec la résistance que l'électrode oppose au passage de l'électricité, on observe qu'en rapprochant les pinces on élève la température du fil de platine et, qu'au contraire, on l'abaisse en les écartant. Lorsque le fil est porté au rouge blanc, on remarque que le changement de couleur commence à 2 ou 3 millimètres des mors des pinces. Plus on les éloigne, plus la distance qui sépare la couleur rouge des mors augmente et plus la coloration du fil perd de son éclat. La possibilité de faire varier la longueur du fil de platine intercalé dans le circuit galvanique permet donc au chirurgien de donner à l'électrode la température qu'il juge la plus convenable pour son opération.

Si l'on pose un morceau de glace sur le milieu de ce fil porté au rouge, on observe que son éclat augmente dans les portions extérieures tandis que celle qui est en contact reprend immédiatement sa coloration naturelle. Ce phénomène tient à ce qu'en refroidissant une partie du fil, les molécules se resserrent et conduisent mieux l'électricité; on agit comme en rapprochant les pinces. En maintenant la glace dans cette position le temps nécessaire, elle est divisée en deux parties, et sa transparence permet d'étudier la marche du fil. Si on en place deux morceaux à une certaine distance l'un de l'autre, on voit le fil rougir entre eux.

Lorsque l'on applique l'anse galvanique portée au rouge sur les tissus, toute la portion du fil en contact se couvre de particules charbonneuses et offre l'aspect noirâtre. Pour se rendre compte de son mode d'action, on peut faire l'expérience suivante : Après avoir soumis un lapin de grande taille ou un autre animal aux inhalations de vapeurs de chloroforme jusqu'à l'anesthésie, on enlève la peau de toute la partie interne de la cuisse; on passe alors au travers des muscles un trocart courbe sous l'artère, de manière à soulever de 3 à 5 centimètres de tissus, puis on lui substitue un fil de platine de 8 à 12 dixièmes de millimètre, suivant la taille de l'animal. Tout étant ainsi disposé, on saisit les chefs du fil avec deux pinces montées sur les réophores d'une pile chirurgicale, de manière à le porter au rouge terne, et on le maintient contre les tissus sans traction; un aide tient l'extrémité de l'indicateur appliqué sur l'artère au-dessous du point où doit se faire la section. On observe alors que le pont charnu se rétrécit graduellement et que les portions du fil portées au rouge s'étendent l'une vers l'autre, en étant précédées d'un liseré blanchâtre, qui est la portion d'eschare produite par la chaleur avant la section. Les pulsations de l'artère sont perçues au-dessous du point de section presque jusqu'à la fin de l'opération; ce qui prouve qu'il n'y a aucune gêne à la circulation et on n'observe pas d'écoulement sanguin. La plaie est tapissée par une eschare de plusieurs millimètres d'épaisseur de couleur blanc jaunâtre.

C'est le mode d'application le plus ordinaire de l'anse galvanique quand les tissus ne sont ni trop vasculaires, ni parcourus par des vaisseaux trop volumineux. Dans le cas contraire, il convient de les tasser en faisant opposition au fil avec un corps solide non métallique de forme appropriée, ou de comprimer les vaisseaux d'une façon quelconque au-dessus du point de section.

Si on répète l'expérience relatée plus haut, en faisant opposition au fil avec un petit cylindre de bois humide, de manière à tasser les tissus sur lui et à aplatir les vaisseaux dans ce point, on peut employer un fil moins gros et le chauffer davantage; l'eschare est très-régulière et moins épaisse qu'en suivant le premier mode opératoire.

On peut également comprimer l'artère à la partie supérieure du membre et, comme précédemment, se servir d'un fil plus petit que l'on chauffe davantage. Néanmoins, il ne faut exagérer ni la petitesse du fil, ni l'élévation de température, et ne pas employer le mouvement de scie ; car alors, la section étant trop prompte, on s'expose à un écoulement sanguin, comme je l'ai observé, et comme le prouve le fait suivant rapporté par M. le docteur Philippeaux : « M. Barrier, chirurgien en chef de l'Hôtel-Dieu, a bien voulu nous permettre de mettre en pratique cette méthode de traitement (l'anse galvanique) sur un homme de soixante-treize ans, atteint d'une tumeur épithéliale du gland, pour laquelle l'amputation de la verge avait été jugée nécessaire. Après avoir pris au préalable la précaution de comprimer, avec l'instrument de M. Amussat, les tissus qu'il fallait diviser, nous avons fait agir le fil de platine; dès que la section a été complète, nous avons cautérisé de nouveau la plaie pendant quelques minutes, et aussitôt que la compression a été enlevée, nous avons eu une hémorrhagie assez forte pour nécessiter l'application de trois fers rouges sur la solution de continuité, afin d'arrêter l'écoulement de sang provenant de l'artère dorsale de la verge et de celles des corps caverneux. » (*Traité pratique de la cautérisation*, Paris, 1856, p. 62.)

Quand la section doit être faite sur des tissus résistants assez homogènes et peu vasculaires, on peut porter le fil de platine au rouge très-vif, en le maintenant simplement appliqué contre les chairs ou en exerçant sur lui une traction, de manière à produire un certain tassement; on obtient ainsi une eschare assez épaisse, avec absence d'écoulement sanguin. La traction a, sur la simple application du fil, l'avantage d'uniformiser le refroidissement et de régulariser la section. Dans certains cas, il est permis d'imprimer au fil un mouvement de scie très-lent; alors on diminue l'épaisseur de l'eschare.

Lorsque l'anse galvanique est en place, en rapprochant les deux pinces l'une vers l'autre ou en les éloignant, en courbant ou en redressant le fil, on peut activer la section en longueur ou en profondeur. Le diamètre du fil, devant être en rapport avec le volume des vaisseaux, varie de 6 à 20 dixièmes de millimètre.

Pour se rendre compte de l'action produite par l'anse galvanique sur les vaisseaux, il suffit de fendre une artère de cadavre (cubitale, humérale, etc.) du côté opposé à la cautérisation; on observe alors un racornissement et un resserrement plus ou moins prononcés des tuniques vasculaires. L'extrémité du vaisseau est légèrement rétrécie en forme de cône et obturée par une eschare. Si l'on regarde le bout d'une artère liée pour constater la différence qui existe entre ces deux modes d'hémostase, on constate qu'après la ligature il existe un cul-de-sac cylindrique.

En examinant une plaie faite avec l'anse galvanique, si l'eschare est peu épaisse et qu'il existe une artère d'un certain volume, on en voit l'extrémité poussée par la colonne sanguine faire saillie à la surface cautérisée, tandis que si l'eschare est suffisante, rien ne paraît en dehors. Lorsque la section a été encore plus prompte, on aperçoit une teinte rosée, due à un suintement très-léger de sang artériel s'étendant sur les tissus voisins; enfin, si elle a été très-rapide, il y a écoulement de sang presque comme après l'emploi de l'instrument tranchant. Il importe donc de faire l'opération de manière à favoriser le resserrement des tuniques artérielles et leur agglutination par une eschare suffisante, pour résister à la colonne sanguine.

Si l'on traverse les muscles du bras ou de la cuisse d'un cadavre avec un fil d'un millimètre de diamètre, de manière à comprendre 5 ou 6 centimètres de tissus et qu'on le chauffe au rouge vif, pendant cinq minutes, en lui imprimant vers la fin de légers mouvements, on établit un canal cylindrique de 6 ou 8 millimètres de diamètre et l'on peut retirer le fil sans le moindre obstacle. En faisant l'expérience en plusieurs temps, on observe qu'il creuse deux cônes à bases extérieures, qui s'étendent graduellement et finissent promptement par se rencontrer au centre des tissus; alors, l'incandescence ayant lieu dans toute son étendue, on régularise la carbonisation et l'on obtient un canal cylindrique.

Dans des conditions semblables, si l'on chauffe le fil seulement au rose pâle pendant cinq minutes, on observe que dans son trajet il est entouré de 4 à 5 millimètres de chairs escharifiées auxquelles il adhère fortement, et qu'il existe aux extrémités deux petites ouvertures coniques.

Les faits que je viens de relater permettront aux praticiens de se rendre compte du mode d'action de l'anse galvanique dans les opérations rapportées ici.

OBSERVATION I

ABCÈS PROFOND DU SEIN DROIT ; INCISIONS, SÉTONS, CAUTÉRISATION AVEC L'ACIDE NITRIQUE ET COMPRESSION ; INSUCCÈS ; CAUTÉRISATION INTERNE AU MOYEN DE LA GALVANOCAUSTIQUE THERMIQUE ; PANSEMENT A L'EAU ; COMPRESSION AVEC UNE BANDE DE CAOUTCHOUC ; GUÉRISON.

Mlle L... âgée de vingt-six ans, d'une bonne constitution, habitant la campagne, régulièrement menstruée, fut adressée à M. le docteur Amussat, le 5 septembre 1852, par M. le docteur Bancel père, de Melun. Le sein droit avait un volume au moins quadruple de celui du côté opposé ; il était assez dur, bosselé, le mamelon était déprimé, la peau était bleuâtre et sillonnée de veines saillantes ; il offrait, en un mot, l'aspect d'un sein cancéreux ; mais en le palpant avec soin, on sentait une fluctuation profonde, surtout à la partie interne. La malade racontait qu'elle était accouchée heureusement au mois de décembre 1850, et que l'année suivante elle avait reçu un coup sur le sein droit. Depuis cette époque, elle avait vu son sein prendre peu à peu un volume plus considérable, devenir douloureux et être le siége d'élancements passagers. La douleur devenait plus grande dès qu'elle fatiguait le bras droit.

M. le docteur Bancel père, consulté au printemps, prescrivit l'emploi des moyens conseillés en pareil cas, tels que sangsues, cataplasmes de farine de graine de lin, de ciguë, de morelle, emplâtres fondants, etc. Cette thérapeutique n'ayant pas amené la guérison, il adressa sa malade à M. Amussat.

Après l'avoir examinée avec beaucoup de soin, notre confrère pensant qu'il pouvait y avoir une collection purulente profonde, comme affection principale, prit le parti de faire une incision au côté interne du sein droit, afin d'éclairer le diagnostic et de faire l'ablation de la tumeur, si le résultat ne justifiait pas ses prévisions.

Le 8 septembre, Mlle L..., étant placée comme pour l'opération du cancer du sein, fut soumise aux inhalations de vapeurs de chloroforme. Assisté par MM. les docteurs Berryer-Fontaine, Carteaux, Lebled et Gerson, M. Amussat fit une large et profonde incision à la partie inférieure et interne de la tumeur, au point où la fluctuation lui paraissait le moins obscure, et donna issue à un flot de pus verdâtre. Introduisant alors le doigt indicateur par l'ouverture qu'il venait de pratiquer, il trouva une vaste cavité anfractueuse, à parois lisses, placée sous la glande mammaire. Quoique le sein eût une consistance et un volume différents de celui du côté opposé, il ne lui offrit pas les caractères que l'on observe dans les cas de dégénérescence de cet organe, et il se décida à le conserver. Introduisant alors une sonde cannelée sans cul-de-sac dans la cavité sous-mammaire, il pratiqua deux larges contre-ouvertures, une à la partie supérieure médiane, et l'autre à la partie inférieure et externe.

Un double séton fut passé dans l'ouverture supérieure et dans les deux inférieures; la malade fut ensuite nettoyée et placée dans son lit. On appliqua alors sur le sein un linge fin et usé, par-dessus un morceau d'amadou trempé dans de l'eau tiède, et au-dessous des morceaux d'éponge pour absorber les liquides qui devaient s'écouler des plaies et des pièces de pansement. Le tout fut recouvert par un large morceau de taffetas gommé, et maintenu par un bandage de corps. Il y eut très-peu de réaction; la malade dormit bien la nuit suivante et put, dès le lendemain, prendre une nourriture assez substantielle.

Le pansement à l'eau fut renouvelé toutes les deux heures, excepté pendant le sommeil qui devait être respecté.

Le 11, la malade commença à se lever, et on changea les sétons.

Le 16, Mlle L... vint voir M. Amussat. Il n'y avait pas d'inflammation, et la suppuration s'écoulait facilement par les ouvertures inférieures. Le pansement à l'eau était fait très-régulièrement.

Le 19, les sétons furent retirés, et la malade prit un grand bain. Le pansement à l'eau fut continué.

Le 20, après avoir exploré l'intérieur de l'abcès, M. le docteur Amussat, trouvant ses parois très-lisses, introduisit à plusieurs reprises, par les ouvertures, une petite tige cylindrique, en bois blanc, trempée dans de l'acide nitrique concentré. Le pansement à l'eau fut continué pendant vingt-quatre heures.

Le 21, une épaisse couche de ouate fut appliquée sur le sein droit, et maintenue avec une bande de toile, de manière à exercer une compression aussi forte que possible, mais sans trop gêner la respiration.

La compression fut continuée jusqu'au 7 octobre, et comme à cette époque la malade disait qu'il ne paraissait plus de pus, on pensa qu'elle était guérie.

Mais le 11, la suppuration reparut, et, en explorant la cavité, notre confrère put constater qu'elle ne s'était rétrécie que vers les ouvertures, l'acide n'ayant agi que dans leur voisinage.

M. Amussat se décida alors à cautériser toute la surface de la cavité, avec un fil de platine passé par les ouvertures et rougi au moyen d'un appareil électrique composé de piles de Bunsen. L'opération terminée, la malade prit un grand bain d'une heure, et ensuite on reprit le pansement à l'eau. Pendant plusieurs jours on fit des irrigations continues d'eau tiède par l'ouverture supérieure, afin de bien nettoyer les surfaces suppurantes.

Le 19, on eut recours de nouveau à la compression avec de la ouate, mais en remplaçant la bande de toile par une bande de caoutchouc.

Le 26, la compression fut cessée, et un examen attentif permit de s'assurer que Mlle L... était guérie. La glande mammaire droite était revenue à son volume normal[1].

A la même époque, le docteur J. Marshall employa la cautérisation avec le fil de platine pour guérir deux kystes devenus fistuleux. Le premier était situé derrière le sacrum et le coccyx : deux ouvertures existant déjà conduisaient dans une cavité irrégulière et donnaient de temps à autre issue à de la matière sébacée ou à des touffes de cheveux. On avait déjà fait sept opérations infructueuses par l'incision, l'extirpation et les caustiques. M. le docteur Brodie conseilla la cautérisation électrique et adressa la malade à M. Marshall, qui introduisit un faisceau de fils de platine très-fins et, les écartant séparément en rapprochant leurs extrémités, les mit en rapport avec une pile de Grove ; de cette manière, il détruisit entièrement l'intérieur du kyste et obtint la guérison.

Le second était un kyste sébacé qu'une dame portait à la joue ; il fut traité et guéri par le même procédé[2].

[1] Raveleau. Thèse de Paris, 1869. *De la galvanocaustique thermique.*

[2] *Medical Times and Gazette*, 1854, t. I, p. 583.

OBSERVATION II

KYSTE SÉRO-SANGUIN DU COU GUÉRI AU MOYEN DE LA GALVANOCAUSTIQUE THERMIQUE.

Au mois d'octobre 1869, le docteur Morpain me pria d'examiner un malade âgé de soixante-neuf ans, portant au côté droit du cou un kyste séro-sanguin, s'étendant de l'angle de la mâchoire inférieure au sternum. Une ponction exploratrice étant venue confirmer notre diagnostic, il fut convenu qu'il serait opéré dès que la tumeur aurait repris son volume ordinaire.

Le 3 décembre, assisté par M. le docteur Moreau-Wolf, je vidai la tumeur après avoir placé un fil de platine, puis je le mis en rapport avec les deux pôles d'une pile chirurgicale, et je cautérisai ainsi l'intérieur du kyste. Le 7 janvier, le fil fut retiré et à la fin du mois d'avril le malade était complétement guéri[1].

Quoique peu nombreux, ces faits prouvent néanmoins que l'on peut obtenir la guérison de certains kystes, en cautérisant leur intérieur avec le fil de platine rougi au moyen de l'électricité.

OBSERVATION III

TUMEUR ÉRECTILE TRAITÉE PAR LE SÉTON GALVANIQUE.

Le 24 septembre 1852, on amena à Middeldorpf un enfant chétif, né le 2 juin de la même année et portant une tumeur érectile s'étendant de l'apophyse zygomatique jusque derrière l'apophyse

[1] *Bulletin général de thérapeutique*, t. 85, 1873, p. 321.

mastoïde sur une longueur de 2 1/4 pouces et d'une hauteur de 1 1/4 pouce. Il commença par faire trois applications d'électropuncture sans résultat. « Le 23 mai 1853, j'opérai, dit-il, cet enfant âgé alors de onze mois, de la manière suivante : Je plaçai en croix à la base de la tumeur deux fils de platine d'un demi-millimètre de diamètre à l'aide d'aiguilles taraudées à leur extrémité mousse, qui est munie d'un pas de vis dans lequel on fixe le fil de platine. La tumeur étant très-inégale et tombant derrière l'angle de la mâchoire, il fut impossible d'arriver aux parties les plus profondes. Je saisis les fils au ras de la peau avec des pinces de Luër, je les mis en rapport avec les réophores ; puis, faisant passer le courant, je les chauffai fortement pendant 12 ou 15 secondes. Il fut difficile de retirer les fils, qui étaient fortement adhérents aux parties. Il se fit par l'une des ouvertures une hémorrhagie artérielle assez abondante ; elle fut bientôt arrêtée avec une fine épingle à insecte sur laquelle on jeta un fil.

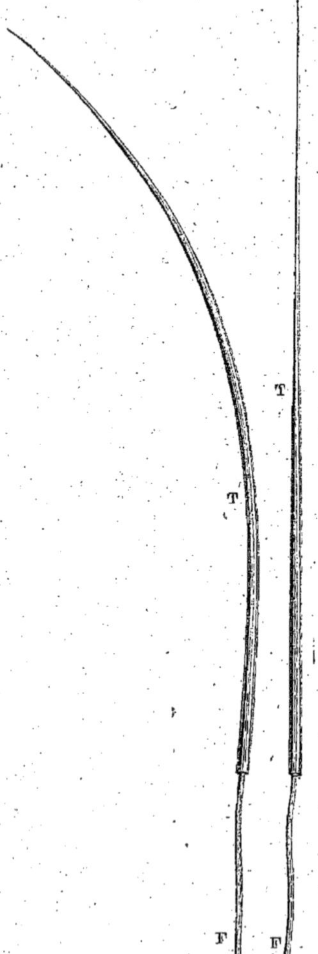

« Les fils de platine étaient rudes, inégaux, couverts d'eschares, et il est probable que c'est en détachant ces croûtes que l'on produisit l'hémorrhagie.

« La tumeur était rouge, fortement pâteuse et contenait deux cordons solides correspondant aux fils ; on y appliqua des compresses froides. La tumeur augmenta de volume et ce n'est que le second jour que le pouls devint un peu plus fréquent.

« Le troisième jour, on enleva l'épingle ; il s'écoula un peu de pus sanguinolent. Grâce à des fomentations de camomille, les eschares se détachèrent peu à peu ; il sortit par les piqûres un peu agrandies un pus abondant et de bonne nature. Cette suppuration ne troubla jamais l'état général du petit malade d'une manière alarmante.

« Au bout de quatre semaines, il se forma à l'épaule gauche un gonflement accompagné de rougeur, qui s'étendit lentement vers le coude. Il augmenta rapidement, s'amollit et s'ouvrit spontanément le neuvième jour. Il sortit une grande quantité de pus louable et la guérison fut rapide.

« Le vingt-huitième jour, les piqûres étaient presque tout à fait cicatrisées ; la tumeur n'avait plus que le volume d'une petite noix, contenue dans un sac pendant et plus large ; c'est le volume qu'elle garda.

« Cet état satisfaisant se maintint à peu près pendant deux mois. Au bout de ce temps, il se fit une augmentation graduelle, perceptible seulement pour un œil exercé. Au commencement de septembre 1853, la tumeur avait approximativement le volume d'une pêche, se gonflant pendant les cris et piquée avec une aiguille donnant du sang artériel. Il me parut que la cause de cette récidive était que la base inégale de la tumeur s'étendait en arrière et au-dessous de la mâchoire ; par là il avait été impossible d'oblitérer les parties les plus profondément situées.

« Le 6 septembre 1853, je fis placer trois fils aussi profondément que possible, je les chauffai plus longtemps et n'employai pas les applications froides ; au contraire, je permis à l'inflammation d'agir avec toute son intensité. Quand les fils furent enlevés, il fallut cette fois-ci encore fermer avec une suture entortillée une des ouvertures qui saignait violemment. Du reste, les choses se passèrent comme la première fois ; seulement la suppuration fut moins abondante, mais dura plus longtemps. Il ne se forma pas d'abcès en d'autres régions et au bout de six semaines les plaies étaient cicatrisées.

« Au mois d'octobre 1854, je revis l'enfant et je trouvai à l'angle du maxillaire inférieur gauche le reste de la tumeur flasque, pendante et ayant à peu près un pouce de diamètre. Je ne remarquai pas d'augmentation notable de volume pendant les cris. Le sac était couvert de rides, d'une coloration normale et présentant plusieurs cicatrices ; le contenu était fané, très-dur et à gros grains sans traces de pulsations ; de plus, il ne se vidait plus par pression. Pour le moment donc, nous avons non-seulement mis des bornes à l'accroissement de la tumeur, mais encore nous avons modifié sa texture. Le temps montrera si cet heureux résultat sera persistant[1]. »

[1] Middeldorpf, *Loc. cit.*, p. 110.

Depuis la publication de ce fait, une douzaine d'angiomes sous-cutanés environ ont été traités au moyen de l'anse galvanique par Middeldorpf et par d'autres chirurgiens. Pour assurer la réussite de ces opérations, il convient de traverser la base de la tumeur par un nombre de fils de platine suffisant pour agir sur la plus grande partie du tissu vasculaire, à moins qu'elle ne soit trop volumineuse. Dans ce cas, il serait préférable, je pense, de faire l'opération en plusieurs séances, afin de ne pas s'exposer à une réaction trop forte et à une suppuration trop abondante.

Pendant que l'on fait passer le courant par les fils métalliques, il est avantageux de comprimer la tumeur de manière à chasser le sang et à tasser les tissus. Il ne faut pas trop élever la température des électrodes, si on ne veut pas sectionner la peau, et de plus les y laisser jusqu'à ce que, la suppuration étant bien établie, on puisse les extraire sans provoquer d'écoulement sanguin.

Pour le passage des fils, il vaut mieux se servir d'une aiguille taraudée ou de mon petit trocart courbe, que d'une

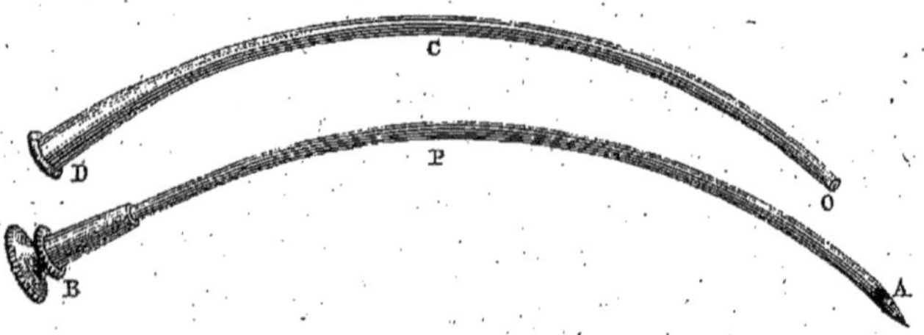

aiguille ordinaire portant une anse de fil de platine, parce que cette dernière donne lieu à un écoulement sanguin plus abondant. Mais les meilleures électrodes, dans ce cas particulier, sont des aiguilles de platine de volume et de longueur convenables, dont on résèque la pointe quand la cautérisation est faite, et que l'on isole des parties voisines avec un peu de linge, afin qu'elles ne les blessent pas dans les mouvements que peut faire le malade.

OBSERVATION IV

ENGORGEMENT DES GANGLIONS SOUS-AXILLAIRES GAUCHES ; SÉTON GALVANIQUE ; DRAIN ; DISPARITION PRESQUE COMPLÈTE DE LA TUMEUR ; MORT A LA SUITE D'UNE BRONCHITE CAPILLAIRE. (*Observation* recueillie par M. le docteur HANDVOGEL, médecin du malade.)

M. Michel L..., âgé de cinquante-quatre ans, professeur de chant, avait, outre ses nombreuses leçons, la direction de la musique sacrée du temple israélite. Continuellement occupé de l'enseignement de son art, il finit par contracter une affection pulmonaire, qui devint chronique. Outre son affection des voies respiratoires, il avait de fréquentes adénites sous-axillaires, suivies d'abcès que j'ai dû ouvrir à plusieurs reprises.

Au mois d'août 1868, le malade vint me consulter pour une douleur dans la région sous-axillaire gauche plus intense qu'il ne l'avait encore ressentie. Après l'avoir examiné, je ne trouvai qu'un faible engorgement et une légère augmentation de volume dans les ganglions beaucoup plus sensibles cependant que de coutume, mais sans rougeur, ni inflammation franchement prononcée.

Les résolutifs de toutes espèces, joints aux préparations arsénicales et autres, ne procurèrent au malade qu'un faible soulagement et n'arrêtèrent pas l'accroissement de la tumeur. Sans m'en parler, M. L... consulta plusieurs chirurgiens distingués qui lui conseillèrent soit l'ablation de la tumeur, soit la continuation des résolutifs ou enfin l'essai des épispastiques.

Après m'avoir fait part de ces différents avis, que je trouvai insuffisants ou inapplicables (tels que l'extirpation), M. L... désira avoir une conférence avec Nélaton. Notre savant confrère conseilla l'application d'un emplâtre de Vigo cum mercurio qui devait être renouvelé deux fois par mois et la continuation des préparations arsénicales.

Cette médication suivie pendant près de deux mois n'arrêta pas l'accroissement de la tumeur, qui finit par s'ulcérer sur une grande partie de sa surface et sécréter un pus fétide de mauvaise nature. En présence de cet accroissement rapide (la tumeur ayant déjà le volume de la tête d'un fœtus à terme) et de l'aggravation de l'état général, je me décidai à demander son concours à mon confrère et ami M. le docteur Amussat, pour tenter la cautérisation électrique dont j'avais, à plusieurs reprises, constaté les bons résultats.

Je l'examinai, le 19 février 1869, avec mon confrère et nous l'opérâmes, le 26, de la manière suivante : traversant la tumeur de part en part, vers son milieu, avec un long trocart, nous retirâmes le poinçon et nous lui substituâmes un fil de platine ; puis la canule fut enlevée. Saisissant les deux chefs du fil avec des pinces montées sur les réophores d'une pile chirurgicale, M. le docteur Amussat le maintint au rouge pendant cinq minutes et le laissa en place dans la tumeur. Huit jours après, je substituai au fil métallique une mèche de coton, qui resta en place un mois environ et fut remplacée par un drain en caoutchouc, que je renouvelai plusieurs fois dans l'espace de cinq mois, et qui finit par tomber, alors que la tumeur avait presque entièrement disparu.

Nous avons remarqué que les symptômes pectoraux s'aggravaient en raison directe de la diminution progressive de la tumeur ; et lorsque celle-ci fut sur le point de disparaître complétement, le malade fut atteint subitement d'une bronchite capillaire, qui amena la mort, le 5 mai 1870, dans l'espace de deux jours, à la suite d'un accès de suffocation.

OBSERVATION V

TUMEUR GANGLIONAIRE DE L'AISSELLE DROITE ; SÉTON GALVANIQUE ; DRAIN ; DISPARITION PRESQUE COMPLÈTE DE LA TUMEUR.

Au mois de décembre 1872, M. le docteur Sergent aîné me pria d'examiner un homme de vingt-sept ans, bien constitué, d'une taille élevée et jouissant d'une excellente santé, mais portant dans l'aisselle droite une tumeur ganglionaire s'étendant jusqu'au sterno-mastoïdien et au trapèze. Du volume du poing d'un adulte elle pénétrait très-profondément dans le creux axillaire, et gênait beaucoup les mouvements du bras, qu'elle écartait du tronc. M. J... nous assura qu'elle avait débuté en 1864 alors qu'il était encore au collége. Plusieurs traitements résolutifs suivis avec persévérance n'en avaient pas arrêté le développement; elle était du reste complétement indolente. L'ablation de la tumeur me paraissant périlleuse à cause de son étendue et de sa situation, je proposai un séton galvanique, qui fut accepté.

Le 21 décembre, assisté par M. le docteur Sergent, je fis asseoir M. J... sur une chaise et je traversai la tumeur vers son milieu avec un trocart auquel je substituai un fil de platine; saisissant ensuite les deux chefs du fil avec mes pinces en cuivre montées sur les réophores d'une pile chirurgicale, je le chauffai pendant cinq minutes et je le laissai en place. Il fut convenu que l'on appliquerait constamment sur la tumeur des cataplasmes de farine de graine de lin.

La fièvre traumatique fut légère, mais dura plusieurs jours.

Le 31, les eschares étaient presque complétement détachées.

Le 4 janvier, je remplaçai le fil métallique par un drain et, le 15, l'opéré retourna chez lui.

Au mois de juin 1874, désirant connaître le résultat de cette opération, je m'adressai à M. le docteur Briot, médecin de M. J..., qui me donna sur son état les renseignements suivants : « L'empâtement qui existait en arrière de la clavicule, entre le sterno-mastoïdien et le trapèze, a presque complétement disparu, et, les bras étant pendants, les épaules ont maintenant le même aspect. Dans l'aisselle, la tumeur a diminué considérablement de volume, elle n'a plus guère que 5 centimètres de diamètre de haut en bas et 6 d'avant en arrière à peu près, car il est difficile de la mesurer exactement. Il est impossible de juger jusqu'à quelle profondeur elle s'étend dans le plexus, auquel elle est toujours adhérente. Elle est complétement placée au-dessus du drain et la suppuration est maintenant à peu près nulle.

« Les mouvements du bras ont acquis beaucoup d'amplitude; le malade peut porter la main à sa bouche sans gêne, seulement le sterno-mastoïdien est rétracté de sorte que la tête est légèrement inclinée. »

Sur mon invitation, M. J... est venu à Paris, le 20 juillet 1874, et, après l'avoir examiné avec soin, il nous a paru convenable de passer un nouveau séton galvanique dans le reste de la tumeur.

Le 22, M. J..., étant couché sur un lit peu élevé, fut soumis aux inhalations de vapeurs de chloroforme, par M. le docteur Jaubert; quand l'insensibilité fut complète, assisté par M. le docteur Sergent, je passai dans le reste de la tumeur un trocart courbe auquel je substituai un fil de platine, qui fut rougi pendant trois minutes par un courant galvanique et retiré. Il fut convenu que l'on appliquerait constamment des cataplasmes sur la tumeur.

Le 26, M. J... vint chez moi, très-bien portant, et me dit qu'il avait eu de la fièvre le 23. Je passai immédiatement dans le trajet fistuleux un fil de chanvre, que je remplaçai, le 7 août, par un drain en caoutchouc et mon opéré retourna dans sa ville natale.

Au mois d'avril 1875, M. le docteur Briot me fit savoir que la tumeur n'avait plus que le volume d'une noix et que le drain, étant descendu au dessous d'elle, avait été retiré. Le résultat obtenu est très-satisfaisant, car M. J..., qui se voyait avant le traitement dans l'obligation de renoncer à sa carrière, vient d'acheter une charge de notaire.

Le séton galvanique m'a permis d'obtenir chez ces deux malades la disparition presque complète de la tumeur sans avoir recours à une opération périlleuse. Je pense qu'il sera possible de l'employer avec le même succès pour guérir des tumeurs de nature différente. Dans ces deux cas, j'ai agi avec beaucoup de circonspection afin de ne pas m'exposer à une inflammation trop violente; je me propose à l'avenir de procéder plus rapidement. Je passerai immédiatement plusieurs sétons galvaniques et j'y reviendrai s'il est nécessaire lorsque, la suppuration étant bien établie, je serai sans crainte pour le malade.

Pour produire immédiatement un ou plusieurs canaux complets dans la tumeur, il convient de prendre un fil de sept à dix dixièmes de millimètre suivant son volume, de le porter graduellement à une haute température en lui imprimant vers la fin un mouvement de va-et-vient très-lent.

Si l'on préfère déterminer dans les tissus une stimulation avec escharification, ou s'il existe des vaisseaux assez développés, il faut prendre un fil plus volumineux, le chauffer beaucoup moins et le laisser en place jusqu'à ce que la suppuration soit bien établie.

OBSERVATION VI

PHIMOSIS CONGÉNITAL ; SECTION DU PRÉPUCE VIS-A-VIS DE LA FACE DORSALE DU GLAND AVEC L'ANSE GALVANIQUE ; GUÉRISON.

Le 23 décembre 1873, M. le docteur Costilhes m'adressa un jeune homme de dix-sept ans, élève en rhétorique, ayant un phimosis congénital, dont il désirait être débarrassé. Après l'avoir examiné, je proposai l'opération avec l'anse galvanique, qui fut acceptée pour le surlendemain.

Le 25, M. C..., étant couché sur un lit de fer peu élevé, fut soumis aux inhalations de vapeurs de chloroforme par son médecin. Quand l'insensibilité fut complète, j'introduisis entre le prépuce et la face dorsale du gland mon petit gorgeret en buis ; je traversai le prépuce au niveau de la couronne du gland avec un petit trocart explorateur, et je substituai au poinçon le fil de platine, puis je retirai la canule. Tout étant ainsi disposé, et le gorgeret ainsi que la verge bien maintenus par un aide, je saisis les deux chefs du fil avec des pinces à torsion montées sur les réophores d'une pile de Trouvé, et je fis la section du prépuce sans écoulement sanguin. La verge fut ensuite entourée d'un linge cératé et d'une couche de ouate de coton.

Le 26, un peu d'œdème du prépuce ; même pansement.

Le 2 janvier 1874, les eschares étaient tombées.

Le 8, le cérat fut remplacé par de la pommade à l'extrait de ratanhia et le 16 la plaie était cicatrisée.

OBSERVATION VII

PHIMOSIS CONGÉNITAL; SECTION DU PRÉPUCE VIS-A-VIS DE LA FACE DORSALE DU GLAND AVEC L'ANSE GALVANIQUE; GUÉRISON.

Au commencement du mois de janvier 1874, M. T..., âgé de 25 ans, employé dans un magasin de nouveautés, à Paris, vint me consulter pour un phimosis congénital, qui le gênait dans les relations sexuelles et dont il désirait être débarrassé avant de se marier.

Le 7, M. T..., étant couché sur son lit, fut soumis aux inhalations de vapeur de chloroforme par M. le docteur Jaubert. Quand l'insensibilité fut complète, je plaçai le fil en suivant mon procédé ordinaire, et le gorgeret ainsi que la verge furent confiés à M. le docteur Devailly, médecin de l'opéré. Je saisis les deux chefs du fil de platine avec des pinces à torsion montées sur les réophores d'une pile chirurgicale, et je fis la section du prépuce vis-à-vis de la face dorsale du gland sans écoulement sanguin.

M. T... ayant une constitution assez délicate, je fis entourer la verge avec des cataplasmes de farine de riz et je lui conseillai le repos horizontal pendant deux jours.

Le 9, les cataplasmes furent remplacés par un pansement cératé.

A dater du 24, M. le docteur Devailly toucha les bords de la plaie avec un crayon de nitrate d'argent, et le 9 février M. T... vint chez moi me faire constater qu'il était guéri.

L'opération du phimosis, suivant mon procédé, est d'une grande simplicité et donne des résultats très-satisfaisants, en ayant le soin de ne pas négliger deux manœuvres que je vais indiquer : La première consiste à traverser le prépuce au niveau de la couronne du gland; la seconde consiste à faire maintenir par l'aide chargé de la verge le petit gorgeret entre le prépuce et le gland, de manière à empêcher le fil rougi par l'électricité de cautériser ce dernier, ce qui m'est arrivé une fois, cette précaution n'ayant pas été bien prise.

Afin de simplifier le matériel instrumental, j'ai remplacé dans plusieurs opérations le gorgeret en buis par une gouttière faite avec un bout de sonde de gomme élastique, et mieux encore, avec une plume d'oie dont j'avais enlevé un segment longitudinal.

Quand la cicatrisation est achevée, le gland reste constamment découvert et il semble que l'on ait fait une section ovalaire à la face supérieure du prépuce, les angles de la section galvanique disparaissant par la rétraction des tissus[1].

OBSERVATION VIII

FISTULE A L'ANUS; SECTION DES TISSUS AVEC L'ANSE GALVANIQUE; GUÉRISON.

M. N..., ouvrier opticien, âgé de 53 ans, d'une bonne constitution, vint me consulter au mois de juin 1870 pour une fistule anale. Il rapporte qu'à l'âge de 40 ans il eut des hémorrhoïdes saignant de temps à autre et quelquefois assez abondamment; mais peu à peu le flux sanguin diminua, et actuellement il ne perd plus de sang. Au mois de janvier 1869, il lui vint à la marge de l'anus un abcès qui fut ouvert par son médecin. Un trajet fistuleux ayant persisté fut traité d'abord par les injections iodées, puis incisé; mais la guérison ne fut pas obtenue.

Lorsque M. N... vint me voir, je constatai du côté de la fesse gauche une fistule complète de plus de 2 centimètres d'étendue, que je lui proposai d'opérer au moyen de l'électricité. Ce procédé adopté, il vint chez moi le 17 juin, et, avec l'assistance d'un de ses amis, j'introduisis un fil de platine dans le trajet fistuleux; je plaçai un gorgeret en bois dans l'anus pour isoler la paroi rectale,

[1] Voir Amussat. *Traitement du phimosis par la galvanocaustique.* (*Gazette des hôpitaux*, Paris, 1874, p. 44 et 59.)

et, tenant les chefs du fil à une distance convenable, avec deux pinces à torsion montées sur les réophores d'une pile chirurgicale, je fis la section du pont charnu sans écoulement sanguin. Immédiatement après on appliqua sur l'anus une compresse trempée dans de l'eau froide, et l'opéré retourna chez lui en voiture.

Le 19, M. N... vint me voir; la plaie était en très-bon état; je l'engageai à continuer les pansements à l'eau sur l'anus.

Le 22, ayant trouvé un peu d'inflammation produite par le travail d'élimination des eschares, je lui conseillai de prendre trois bains de siége par jour.

Le 30, état très-satisfaisant de la plaie; lotionner l'anus après chaque garde-robe.

La cicatrisation marcha très-rapidement, et à la fin du mois de juillet elle était complète. M. N... n'ayant que des ressources pécuniaires très-modestes, a continué son travail après l'opération. Ayant eu occasion de le voir le 25 mars 1872, j'ai constaté de nouveau sa guérison complète.

OBSERVATION IX

FISTULE A L'ANUS; SECTION DES TISSUS AVEC L'ANSE GALVANIQUE; GUÉRISON.

M. V..., âgé de 42 ans, d'un tempérament nerveux, d'une bonne constitution et n'ayant pas d'antécédents vénériens, vint me consulter le 10 mai 1870, pour une affection anale. Je constatai l'existence d'une fistule fessière droite complète, dont il désirait être guéri sans interrompre ses occupations.

Le 19, je plaçai dans le trajet fistuleux un fil de platine assez fin pour être porté sans gêne.

Le 21, assisté par M. le docteur Jaubert, j'introduisis dans l'anus mon petit spéculum fenêtré en buis et, saisissant les deux chefs du fil avec des pinces à torsion montées sur les réophores d'une pile chirurgicale, je fis la section du pont charnu sans écoulement sanguin. Immédiatement après, l'opéré se plaça dans un bain de siége tiède et dut appliquer des cataplasmes de farine de riz sur l'anus. Je l'engageai à se reposer le lendemain.

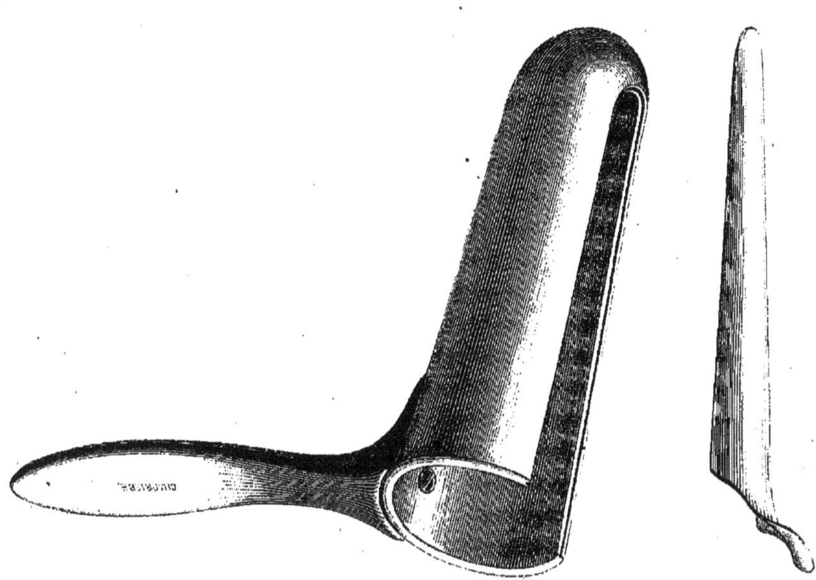

Le 23, M. V... vint me voir; je constatai un peu de gonflement des lèvres de la plaie. Continuer les bains de siége et appliquer des cataplasmes de farine de riz la nuit.

Le 25, la plaie était en très-bon état et les eschares se détachaient; même traitement.

Le 30, il pouvait marcher sans souffrir.

Le 7 juin, je constatai qu'une hémorrhoïde développée du côté opposé se plaçait entre les lèvres de la plaie comme une mèche; même prescription.

A la fin du mois, M. V... ne prit plus qu'un bain de siége après chaque garde-robe, et cessa l'application des cataplasmes.

Le 23 juillet, je constatai qu'il était complétement guéri.

OBSERVATION X

FISTULE A L'ANUS ; SECTION DES TISSUS AVEC L'ANSE GALVANIQUE ; GUÉRISON.

Mlle D..., âgée de 30 ans, habitant la ville d'Arras, d'un tempérament lymphatique nerveux, a joui jusqu'en 1861 d'une assez bonne santé. A cette époque, elle eut une bronchite et, plus tard, des granulations pharyngiennes. Un traitement ordinaire, suivi avec persévérance, ne lui ayant procuré qu'une amélioration passagère, elle vint consulter le docteur Morpain en 1863, se croyant atteinte de phthisie pulmonaire.

L'ayant trouvée anémiée et très-affaiblie, mais sans symptômes de tuberculose, il lui conseilla une saison aux eaux d'Enghein. Le rétablissement fut rapide, l'hiver se passa bien, et, au mois de juin 1864, voyant son bon état de santé persister, elle lui confia qu'elle croyait avoir une fistule à l'anus, étant très-sujette à des abcès dans cette région. Notre confrère l'ayant examinée, le 12 juin, trouva une fistule anale fessière droite complète de 3 centimètres et demi, et lui conseilla l'opération. Elle l'accepta, et il fut convenu qu'elle serait faite au moyen de la galvanocaustique thermique.

Le 13, elle se purgea avec de l'huile de ricin.

Le 14, Mlle D... s'étant placée sur son lit, dans la position usitée en pareil cas, j'explorai le trajet fistuleux, avec mon confrère, et j'y passai un fil de platine ; puis j'introduisis dans le rectum mon spéculum fenêtré en buis, pour isoler le fil des parties voisines ; saisissant alors les portions du fil hors de la fistule, avec des pinces à torsion montées sur les réophores d'une pile Grenet, je fis la section du pont charnu sans écoulement sanguin. Je fis recouvrir l'anus avec des compresses trempées dans de l'eau fraîche, et je conseillai à Mlle D... trois bains de siége par jour, l'application de cataplasmes sur la région anale entre les bains, une diète légère et le repos au lit.

Il n'y eut pas de réaction à la suite de l'opération, et la malade nous dit, les jours suivants, qu'elle ne souffrait pas plus qu'avant l'opération.

Le 19, elle se purgea avec de l'huile de ricin ; les matières fécales occasionnèrent de la cuisson en passant sur la plaie. Continuer les bains de siége et les cataplasmes la nuit; se lever et reprendre son régime ordinaire.

Le 22, elle vint me voir; elle éprouvait encore de la cuisson en allant à la garde-robe; l'état général était très-satisfaisant. Continuer l'emploi des moyens indiqués plus haut.

Le 5 juillet, je constatai que la cicatrisation de la plaie marchait bien; Mlle D... sortait tous les jours et elle avait repris son genre de vie habituel. Elle prenait un bain de siége après chaque garde-robe, et un le soir avant de se coucher.

Le 15, elle eut ses règles et s'aperçut qu'elle n'éprouvait pas de douleur comme aux époques précédentes.

Le 8 août, Mlle D... partit pour Arras complétement guérie.

L'ayant revue le 30 septembre 1869, avec le docteur Morpain, nous avons appris que sa guérison était complète, et que, depuis son opération, elle jouissait d'une excellente santé.

Les trois malades dont je viens de relater l'histoire avaient des fistules anales simples et peu étendues; aussi la réaction a-t-elle passé presque inaperçue, et ils ont pu se borner à l'usage des émollients et à quelques soins de propreté. Le premier ne s'est pas arrêté, le second s'est reposé un jour, et Mlle D... a gardé le lit quatre jours par prudence.

OBSERVATION XI

FISTULE ANALE AVEC DÉCOLLEMENT DE LA PEAU DE LA FESSE; SECTION DES TISSUS AVEC L'ANSE GALVANIQUE; GUÉRISON.

M. R..., âgé de 56 ans, a perdu son père à la suite d'une hémorrhagie cérébrale, et sa mère est morte après un accident. Marié à l'âge de 24 ans, il a eu sept enfants, dont cinq sont encore vivants. En 1848, il fut opéré, par M. le docteur Baret, d'une fistule à l'anus, qui a guéri assez promptement, et depuis lors il a joui d'une bonne santé.

Dans les premiers jours de juillet 1870, il se forma au côté droit de l'anus un phlegmon qui fut ouvert largement; une grande quantité de pus s'en écoula, et bientôt des gaz passant par la plaie indiquèrent que l'intestin était perforé. Des injections iodées faites avec soin n'amenant pas de résultat appréciable, je fus appelé le 4 août. Je constatai l'existence d'une fistule fessière droite complète et profonde, avec un décollement assez étendu de la peau de la fesse.

Le 5, assisté par MM. les docteurs Barêt et Leroy, je plaçai un fil de platine dans le trajet fistuleux et un spéculum fenêtré en buis dans l'anus; saisissant alors les chefs du fil métallique avec deux pinces à torsion montées sur les réophores d'une pile chirurgicale, je fis la section du pont charnu sans écoulement sanguin. L'opération terminée, le malade se plaça dans un bain de siége tiède, et il fut convenu qu'il resterait au lit avec des cataplasmes de farine de riz appliqués sur la région anale.

Le 7, état général et local très-satisfaisant; continuer le même traitement.

Le 13, les eschares étant détachées, il fut convenu que l'on maintiendrait les lèvres de la plaie écartées avec de petites mèches de linge plates, à cause du décollement assez étendu de la peau, et qu'il se lèverait.

Le 17, le malade vint me voir; la plaie était belle, mais il se plaignait un peu des mèches.

Le 20, M. R... se plaignant encore des mèches, je les fis supprimer; je conseillai trois bains de siége par jour et des cataplasmes pendant la nuit.

A la fin du mois, je constatai le bon état de la plaie et la marche régulière de la cicatrisation. Comme il n'éprouvait plus de cuisson en allant à la garde-robe, je lui conseillai de remplacer les bains de siége par des lotions avec de l'eau phéniquée au millième, et de cesser les cataplasmes.

Le 12 septembre, M. R... pouvait se promener assez longtemps sans éprouver de douleurs dans la région anale. Continuer l'eau phéniquée.

Au commencement d'octobre, il ne restait plus qu'une plaie linéaire, qui fut cicatrisée complétement le 18 de ce mois.

OBSERVATION XII

FISTULE DE L'ANUS AVEC DÉCOLLEMENT DE LA PEAU DE LA FESSE DROITE; SECTION DES TISSUS AVEC L'ANSE GALVANIQUE; GUÉRISON.

M. D..., âgé de 44 ans, d'une taille élevée, ayant l'apparence d'une belle constitution, a toujours été rhumatisant. Son père, souffrant de la goutte, a succombé à la suite d'une hémorrhagie cérébrale; sa mère est morte de la même maladie. A l'âge de 20 ans, il eut une première hémoptysie dont il se remit assez promptement. En 1860, il eut des étouffements et des douleurs dans la région précordiale, avec œdème du membre inférieur gauche, qui disparurent après l'apparition d'hémorrhoïdes fluant de temps à autre. En 1863, un abcès se forma du côté gauche de l'anus, s'ouvrit sans intervention chirurgicale et laissa couler de temps en temps un peu de pus, surtout en été. En 1868, nouvelle hémoptysie qui fut arrêtée par des applications de sangsues à l'anus. Deux ans après, M. D... eut encore quelques crachements de sang.

Au mois d'octobre 1871, un vaste phlegmon, qui se forma au côté droit de l'anus, fut ouvert immédiatement par M. le docteur Ménard, et, lorsque l'état inflammatoire eut cédé à des applications de cataplasmes, à des bains de siége, etc., il tenta d'en obtenir la cicatrisation en faisant des injections iodées et des cautérisations avec le nitrate d'argent. Plusieurs mois d'un traitement médical et chirurgical n'ayant pas donné le résultat qu'il espérait, mon confrère me pria d'examiner le malade avec lui à la fin du mois de février 1872. Je constatai l'existence de deux fistules anales : une du côté gauche déjà assez ancienne, ne fournissant que très-peu de suppuration; l'autre à droite, ayant au moins 5 centimètres entre ses deux ouvertures, avec un décollement assez étendu de la peau de la fesse correspondante. Le traitement suivi jusqu'alors n'ayant pas amené la guérison, et sa continuation n'offrant pas de chance de succès, il fut convenu que l'opération serait faite au moyen de la galvanocaustique thermique.

Le 7 mars, assisté par M. le docteur Ménard, je pratiquai l'opération de la manière suivante : le malade étant placé sur un lit peu élevé et couché sur le côté droit, j'introduisis un fil de platine dans le trajet fistuleux, et, pour mettre complétement à découvert le pont charnu, je plaçai mon petit spéculum en buis que je confiai à mon confrère. Saisissant les chefs du fil avec deux pinces montées sur les réophores d'une pile chirurgicale, je fis la section des tissus sans écoulement sanguin. Je passai ensuite un fil de platine de l'orifice externe de la fistule au fond du décollement supérieur, et je sectionnai la peau en mettant le fil en rapport avec l'appareil électrique; la partie inférieure du décollement fut incisée de la même manière. L'opération fut complétement exsangue.

M. D... se plaça ensuite pendant une heure sur un bidet rempli d'eau de son fraîche, puis il se mit au lit et on lui appliqua des cataplasmes frais sur la région anale. Pour nourriture, du bouillon, et une pilule d'un centigramme d'extrait thébaïque dans la nuit.

Le 9, M. D... a eu deux garde-robes avec quelques gouttes de sang. Augmenter l'alimentation, supprimer l'opium, cataplasmes sur la région anale et trois bains locaux dans la journée.

Le 12, les hémorrhoïdes sont un peu gonflées; une selle chaque jour avec quelques gouttes de sang. Régime ordinaire, même traitement local.

Le 19, les eschares sont tombées, la plaie est très-belle; M. D... se lève de dix heures à six heures. Même traitement local; régime ordinaire; un verre d'eau de pullna chaque matin pour régulariser les selles. Placer un peu de charpie entre les lèvres de la plaie.

Le 26, M. D... se promène au bois de Boulogne et a repris ses occupations ordinaires. Depuis une semaine, il ne perd pas une goutte de sang en allant à la garde-robe; les hémorrhoïdes sont moins gonflées; mais l'une d'elles, placée en face de l'incision interne, s'y engage et fait constamment l'office de mèche. Même pansement, genre de vie habituel, continuer l'eau de pullna.

Le 20 avril, j'engageai M. D... à ne plus prendre que deux bains locaux par jour, et à mettre seulement un peu de charpie entre les lèvres de la plaie le soir en se couchant.

Le 4 juin, la cicatrice était complète.

Les deux malades dont je viens de donner les observations avaient des fistules anciennes, avec des décollements assez étendus; aussi les soins consécutifs ont-ils été plus longs et plus complets. Le repos au lit, les cataplasmes, les bains de siége et des lotions fréquentes ont dû être employés pour maintenir de larges plaies dans un état satisfaisant.

Quand le trajet fistuleux est un peu profond, il convient d'introduire mon spéculum fenétré en buis, afin de pouvoir placer la pince interne à une hauteur suffisante sans s'exposer à cautériser les tissus voisins, ce qui pourrait arriver avec un spéculum en métal. Lorsqu'au contraire l'orifice interne est près de l'anus, on peut se servir d'un gorgeret en bois ordinaire. Je ne mets pas de mèche, mais je fais placer quelquefois un peu de charpie ou une petite bande de linge sous les angles de la plaie, quand les lambeaux sont assez étendus.

Dans quelques cas, pour hâter la fin de l'opération, j'ai élevé la température du fil et je lui ai imprimé un léger mouvement de va-et-vient; chez d'autres malades, la partie centrale ayant une certaine épaisseur, j'ai croisé les chefs du fil sans les laisser se rencontrer.

Le docteur J. Marshall a fait le premier la section des fistules à l'anus avec le fil de platine rougi par l'électricité; depuis lui, j'ai employé ce procédé avec succès un grand nombre de fois, et, dernièrement, je l'ai appliqué au traitement d'une fistule vulvaire, comme on le verra dans l'observation suivante.

OBSERVATION XIII

FISTULE VULVO-VAGINALE; SECTION DU PONT CHARNU AVEC LE FIL DE PLATINE; GUÉRISON.

Au commencement du mois de mars 1875, je fus consulté par une jeune femme ayant une métrite interne et externe, et de plus dans la fourchette une fistule vulvo-vaginale, dont elle désirait vivement être débarrassée. Mme D..., âgée de 20 ans, d'un tempérament lymphatique nerveux, avait été réglée à 14 ans; mariée à 17 ans, elle avait eu peu de temps après un abcès de la fourchette qui avait été ouvert avec le bistouri et il en était résulté une fistule vulvo-vaginale. Trois mois après son mariage, elle avait fait une fausse couche; à 18 ans elle était accouchée d'un enfant à terme et au mois de janvier dernier elle avait fait une nouvelle fausse couche. Il fut convenu que je traiterais simultanément la fistule et la métrite.

Le 13, Mme D... étant venue chez moi, je la fis placer les pieds dans deux chaises, comme pour l'examiner au spéculum, j'introduisis un fil de platine dans la fistule et je plaçai dans le vagin mon spéculum en buis, que je confiais à M. le docteur Jaubert. Tout étant ainsi disposé, je saisis les chefs du fil avec deux pinces à torsion montées sur les réophores d'une pile chirurgicale, et je fis la section du pont charnu sans écoulement sanguin. J'introduisis alors dans le vagin un spéculum plein en ivoire et je cautérisai le col avec mon galvanocautère en cupule; puis la malade retourna chez elle.

Le 18, les eschares étant tombées, je l'engageai à appliquer un peu de cérat sur les petites plaies, que je touchai ultérieurement avec le nitrate d'argent, puis avec la teinture d'iode; et le 15 avril Mme D... était guérie de sa fistule, en n'ayant suspendu ses occupations que le jour de l'opération.

Le docteur J. Marshall a essayé de traiter les fistules par la cautérisation avec le fil de platine, sans division des tissus. Dans un cas de fistule à la joue que j'ai rapporté, il a réussi; pour les fistules anales et rectales; les succès ont été beaucoup plus rares que les insuccès.

Middeldorpf a également réussi par le même procédé dans le cas suivant :

« Joseph Wagner, journalier, âgé de 44 ans, entre le 8 décembre 1853 à l'hôpital; il était venu, à la fin d'août, au couvent des frères de la Charité avec une fièvre typhoïde, dont il guérit; mais il avait conservé d'une eschare gangréneuse décubitale profonde une fistule se trouvant au fond d'une cicatrice en forme d'entonnoir, se dirigeant d'arrière en avant, d'une longueur d'environ 3 pouces et n'ayant qu'une ouverture postérieure. Pendant un certain temps, on employa, sans succès, différents moyens consistant en compression, injections de nitrate d'argent, de teinture d'iode, application d'un séton, etc.

« Le 7 mars 1854, j'introduisis le trocart de Langenbeck, je traversai les tissus avec l'aiguille et je fis passer un fil de platine double par la canule. Celle-ci ayant été retirée, j'introduisis le fil dans le circuit galvanique.

« La cautérisation s'effectua complétement en une minute environ et fut peu douloureuse; pendant la cautérisation, le fil fut retiré. On put sentir à travers la peau le trajet fistuleux, comme une corde du volume du petit doigt. Le lendemain, les orifices étant agglutinés, j'enlevai les croûtes et j'évacuai environ une cuillerée à thé de pus. Injections d'eau tiède; pas de cataplasmes. Le second jour, je fis sortir, par la pression, quelques petites eschares longitudinales. Le quatrième jour, les orifices étaient assez nets et couverts de vives granulations; sécrétion et gonflement modérés. Le vingt-sixième jour, fermeture de l'ouverture antérieure. Le quarantième jour, cicatrisation de l'ouverture postérieure. Le 19 avril, le malade est renvoyé comme guéri et jusqu'à présent la guérison s'est maintenue[1]. »

OBSERVATION XIV

POLYPE UTÉRIN NE POUVANT FRANCHIR L'ORIFICE DU COL; INCISION DES LÈVRES DU COL AVEC LE FIL DE PLATINE; ISSUE DE LA TUMEUR DANS LE VAGIN; OPÉRATION AVEC LE SÉCATEUR GALVANIQUE; GUÉRISON.

Le 25 juin 1872, M. le docteur Sergent jeune me pria de voir avec lui une dame âgée de 47 ans, portant un polype utérin. Mme D... me dit qu'elle avait été réglée à 18 ans assez difficilement et qu'elle avait toujours eu des menstrues peu abondantes; elle avait été choréïque pendant plusieurs années. Mariée à 23, puis à 27 ans, elle n'avait pas eu de grossesse. De 1860 à 1864, pendant son séjour en Australie, elle avait souffert de rhumatismes articulaires. En 1865, elle commença à perdre un peu de sang entre les époques; ces pertes augmentèrent en 1869 et au printemps de 1872 l'écoulement sanguin était presque constant, mais beaucoup plus clair.

[1] Middeldorpf. P. 79.

Le spéculum nous permit de voir un col très-étroit, obturé par une tumeur faisant à peine saillie au dehors, et, par le toucher, il nous fut facile de nous assurer que l'utérus renfermait un corps étranger du volume d'un œuf. Il fut décidé que le col serait dilaté pour favoriser la sortie du polype, et immédiatement j'y introduisis une tige de laminaire.

Le 26, je plaçai une seconde tige de laminaire à côté de la première, et, le 27, je remplaçai ces deux tiges complétement gonflées par un cône d'éponge préparée.

Le 29, l'orifice du col, ayant à peu près le diamètre d'une pièce de deux francs, était encore obstrué par le polype. Il fut convenu qu'on laisserait à l'utérus le temps d'expulser la tumeur dans le vagin avant de l'opérer.

Le 6 août l'examen au spéculum nous fit voir un col revenu sur lui-même et presque aussi étroit que le 27 juin. Je proposai alors à mon confrère de dilater le col de nouveau et de le débrider ensuite. Trois tiges de laminaires furent introduites immédiatement.

Le 8, assisté par MM. Sergent et Faguet, je fis placer Mme D..., sur un lit peu élevé, dans la position conseillée par les médecins américains; je retirai les laminaires et je mis le col en évidence. Je passai alors un fil de platine au travers de la lèvre antérieure, à un centimètre et demi de son bord et, en saisissant les deux chefs avec des pinces à torsion montées sur les réophores d'une pile chirurgicale, je fis la section de la lèvre sans écoulement sanguin; je sectionnai de même la lèvre postérieure, à un centimètre de son bord, et il fut convenu que la malade garderait le lit pendant deux jours.

Le 11, la tumeur ayant franchi le col et étant d'un volume assez considérable, nous proposâmes à Mme D... d'en faire l'ablation le lendemain; mais, comme elle redoutait beaucoup les chaleurs, elle nous pria de remettre l'opération au mois suivant.

Le 24 septembre, assisté par MM. Sergent et Faguet, je fis la section du pédicule du polype sans écoulement sanguin, avec le sécateur galvanique. Les pertes sanguines cessèrent immédiatement pour ne plus revenir, et, lorsque le 1er décembre nous examinâmes la malade, nous trouvâmes le col revenu sur lui-même, mais avec une division assez marquée de la lèvre antérieure et moins profonde à la lèvre postérieure.

La plupart des malades ayant un polype utérin, ne consultent que lorsqu'il existe des métrorrhagies depuis quelque temps ;

aussi le trouve-t-on ordinairement descendu dans le vagin. Dans quelques cas cependant il est seulement engagé dans le col ou même il ne fait que paraître à l'orifice non dilaté, comme dans l'observation que je viens de rapporter. Lorsqu'il est engagé dans le col, il suffit d'augmenter la dilatation avec des tiges de laminaire ou de l'éponge préparée, pour le voir après l'époque suivante dans le vagin. Pour Mme D..., la dilatation a été insuffisante et la rigidité du col n'a pas permis l'issue de la tumeur; j'ai dû débrider en avant et en arrière avec le fil de platine, pour obtenir immédiatement l'ouverture de l'anneau contractile qui s'opposait à la sortie du polype. Ce procédé pourra être employé toutes les fois que l'on voudra obtenir l'élargissement de l'orifice utérin. Pour atteindre le même but, mon père pratiquait deux sections latérales et faisait ensuite l'avivement des angles de ces plaies, jusqu'à la cicatrisation isolée des deux lèvres.

Au mois de janvier dernier, j'ai employé avec succès le fil de platine sur une dame qui portait à l'orifice de l'urèthre une tumeur végétante en forme d'anneau; je l'ai sectionnée en trois points par le procédé décrit plus haut, de manière à faire quatre portions que j'ai enlevées ensuite.

OBSERVATION XV

RÉTRÉCISSEMENT DU RECTUM AVEC ULCÉRATION ANALE; SECTION AVEC LE FIL DE PLATINE

Au commencement du mois de juin 1873, M. le docteur Deneau me pria de voir une de ses clientes, âgée de 33 ans, ayant une affection syphilitique ancienne de la région anale. En l'examinant, je trouvai une petite fistule recto-vulvaire ayant deux orifices à la vulve et un dans le rectum; autour de l'anus il existait des condylômes avec une ulcération assez profonde du côté du coccyx. En introduisant l'indicateur, je trouvai du côté du sacrum un rétrécissement valvulaire en forme de croissant placé au niveau du sphincter interne et faisant en avant une saillie de 6 ou 8 millimètres, mais beaucoup plus profonde en arrière.

Cette jeune femme, blonde et lymphatique, me dit avoir perdu sa mère d'une affection cancéreuse; son père était vivant. Elle me fit observer qu'elle était très-constipée depuis l'âge de seize ans. A dix-huit ans elle avait eu des accidents syphilitiques qui furent traités par son médecin et, depuis lors, elle avait encore suivi plusieurs traitements anti-syphilitiques. Il fut convenu que pour faciliter les fonctions de l'intestin et favoriser l'oblitération du trajet fistuleux, il serait fait une section du rétrécissement et des tissus sous-jacents à l'ulcération.

Le 14, assisté par MM. Lapeyrère et Deneau, je fis placer Mme G... sur le bord de son lit, les pieds dans deux chaises, et elle fut anesthésiée avec du chloroforme par son médecin. Quand l'insensibilité fut complète, je traversai les tissus sous-jacents à l'ulcération à 2 centimètres de l'anus avec un trocart explorateur, dont je fis sortir la pointe au-dessus du sphincter externe. Un petit spéculum en buis placé dans le rectum facilita cette manœuvre, puis au trocart je substituai un fil de platine. En saisissant les chefs avec deux pinces à torsion montées sur les réophores d'une pile chirurgicale, je fis la section des tissus sans écoulement sanguin. Prenant alors mon petit trocart courbe, je passai un fil de platine sous le milieu de la base du rétrécissement, dont je fis la section par le même procédé et sans écoulement sanguin. Je conseillai d'appliquer sur la région anale des compresses trempées dans de l'eau froide, qui durent être renouvelées fréquemment et remplacées la nuit par des cataplasmes de farine de riz tièdes.

La fièvre traumatique ayant été légère et de courte durée, j'engageai promptement l'opérée à se bien nourrir.

Le 21, les eschares étaient tombées et les règles parurent.

Le 27, les règles étant finies, je fis faire deux fois par jour pendant une demi-heure, une irrigation d'eau de son tiède dans le rectum, et lotionner fréquemment la région anale avec de l'eau phéniquée.

Au commencement du mois d'août la cicatrisation étant presque complète, j'engageai Mme G... à introduire tous les jours dans le rectum une bougie en ivoire de deux centimètres de diamètre et d'en passer ultérieurement de plus volumineuses. J'avais chargé M. Collin d'en faire une de deux centimètres et demi et une autre de trois centimètres de diamètre, que la malade emporta à la campagne au milieu du mois d'août.

Il fut convenu qu'elle les passerait de temps en temps afin d'éviter le retour de la coarctation anale.

Les rétrécissements du rectum ont été généralement incisés avec le galvanocautère tranchant. J'avais songé tout d'abord à pratiquer la section avec le bistouri galvanique ; mais, en considérant l'étendue que devrait avoir l'incision, j'ai pensé qu'il serait plus facile de la faire avec l'anse galvanique. L'avantage du procédé que j'ai suivi est de permettre au chirurgien de faire, de la manière la plus simple et la plus sûre, une incision étendue et profonde dans une région où il n'est pas aussi aisé de manœuvrer le bistouri galvanique.

J'ai vivement regretté de n'avoir pas revu la malade, afin de m'assurer du résultat obtenu et de faire cicatriser le petit trajet fistuleux recto-vulvaire en le cautérisant intérieurement avec le fil de platine.

OBSERVATION XVI

RÉTRÉCISSEMENT FIBREUX DE L'URÈTHRE A CINQ MILLIMÈTRES DU MÉAT; SECTION AVEC LE FIL DE PLATINE; GUÉRISON

Au commencement du mois de mai 1875, M. le docteur Baudin m'adressa un homme de 32 ans, ayant eu une première blennorrhagie à l'âge de 17 ans, et trois années plus tard un chancre à l'orifice de l'urèthre. Depuis 7 ou 8 ans, la miction et l'émission du sperme ayant lieu de plus en plus difficilement, M. K... se décidait enfin à se faire soigner. En l'examinant, je trouvai, à cinq millimètres du méat, un rétrécissement fibreux très-résistant, n'admettant qu'une bougie de cire d'un millimètre de diamètre, qu'il me pria de traiter par la dilatation.

L'introduction de bougies de cire graduées me permit d'obtenir un certain élargissement, et le 18, je pouvais faire pénétrer une bougie de trois millimètres. M. K... s'absenta alors jusqu'à la fin du mois, et à son retour, je constatai que le rétrécissement était revenu presque à son état primitif. Convaincu alors de la difficulté de réussir en suivant ce mode de traitement, il accepta la section du rétrécissement, que je lui avais proposée à l'origine.

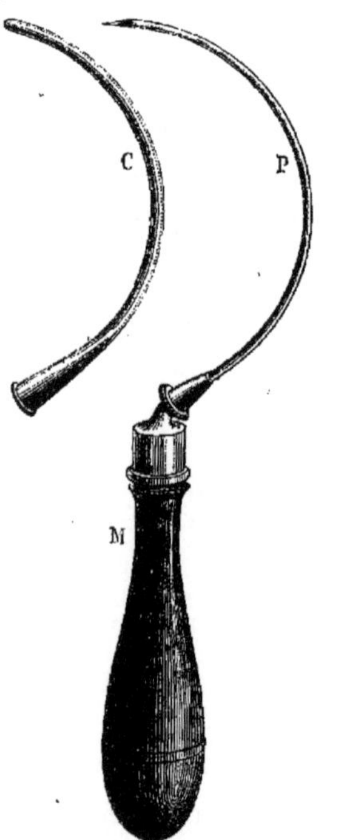

Le 1er juin, M. K... étant venu chez moi, je le fis asseoir sur un fauteuil et j'introduisis dans l'urèthre mon plus petit trocart courbe, dont le poinçon était un peu retiré; j'amenai l'extrémité de la canule immédiatement derrière la base du rétrécissement, et, faisant alors saillir la pointe, je traversai le canal en ce point. Je lui substituai un fil de platine et il s'écoula un peu de sang; faisant ensuite faire opposition au fil avec un petit cylindre en corne par l'aide chargé de maintenir la verge, je fis la section du rétrécissement sans écoulement sanguin. Le gland fut enveloppé d'un peu de ouate de coton et M. K... retourna chez lui.

Le 11, les eschares étaient détachées.

Le 30, je cautérisai les lèvres de la plaie avec un crayon de nitrate d'argent. Quelques jours après, la cicatrisation était complète et j'introduisais dans l'urèthre une bougie de huit millimètres.

Le 10 juillet, M. K... s'étant plaint que le frein bridait la lèvre gauche du méat et le gênait dans les relations sexuelles, je le fis placer comme précédemment, mon aide saisit le frein avec une pince courbe à hémorrhoïdes dont il serra le verrou, et après avoir passé un fil de platine entre le gland et le frein, j'en fis la section sans écoulement sanguin. Le 18, les eschares étaient détachées, et à la fin du mois il était guéri.

Le tissu spongieux de l'urèthre saignant abondamment quand on l'incise, j'ai fait faire opposition au fil de manière à bien tasser les tissus qu'il devait sectionner. Je me suis mis ainsi à l'abri de l'hémorrhagie sans avoir une eschare trop épaisse. La compression du frein avec une pince est aussi une bonne précaution que j'ai toujours employée afin d'abréger l'opération.

OBSERVATION XVII

CORPS ÉTRANGER DANS LES VOIES RESPIRATOIRES; TRACHÉOTOMIE FAITE AVEC L'ANSE GALVANIQUE; EXPULSION DU CORPS ÉTRANGER; GUÉRISON.
(Observation recueillie par M. le docteur Jaubert.)

Jules F..., âgé de 13 ans, doué d'une bonne constitution et n'ayant jamais eu d'affection grave, jouait avec un de ses camarades sur le bord du canal Saint-Martin le 4 mars 1870. Il ramassa un caillou de la dimension et de la forme d'une dragée, et le mit dans sa bouche; son camarade l'ayant fait rire, il avala le corps étranger qui s'engagea dans les voies respiratoires. Il fut pris aussitôt d'accès de suffocation; on le conduisit alors dans une pharmacie et ensuite chez ses parents. Un médecin appelé prescrivit un vomitif. Les accidents de suffocation continuant, le jeune malade fut amené le 6 mars à la consultation de l'Hôtel-Dieu, où, n'ayant pu constater l'existence d'un corps étranger, on crut à une bronchite.

L'enfant persistant dans son récit, la mère fit appeler M. le docteur Augouard fils, médecin du Bureau de bienfaisance, qui prévint aussitôt qu'il y aurait une opération à faire et envoya le jeune F... à l'hôpital Sainte-Eugénie. Dans cet hôpital, comme à l'Hôtel-Dieu, on ne put sentir le caillou à travers les parois du cou, et, n'ajoutant aucune confiance au récit de l'enfant, on crut à une bronchite.

M. le docteur Augouard n'ayant aucune raison de suspecter la bonne foi de son malade, et convaincu, par la nature des accidents de suffocation (qui cessaient pour reparaître avec les différents mouvements du malade), de l'existence d'un corps étranger dans la trachée, adressa le jeune F... à M. le docteur Amussat. Après avoir examiné le malade avec soin et avoir introduit dans l'œsophage une baleine munie d'une olive assez forte, notre confrère, craignant une erreur, pria M. le docteur Fauvel de l'examiner au laryngoscope. L'examen fut négatif; mais un médecin présent au dispensaire ayant assuré qu'il guérirait l'enfant, il fut convenu qu'on attendrait le résultat du traitement médical.

Un mois environ se passa ainsi. La mère, voyant que les accidents persistaient et que la santé du malade s'altérait de plus en plus, vint prier M. le docteur Amussat de venir le voir. Notre confrère se rendit à son désir, et put assister à un de ces accès de suffocation explicables seulement par le changement de position du corps étranger, puisque dans d'autres moments le malade respirait assez librement.

Le 13 avril au matin, nous nous rendîmes chez le jeune F... avec M. le docteur Augouard. L'enfant couché sur son lit, le tronc soutenu par des oreillers, M. le docteur Amussat perça la trachée à sa partie moyenne avec une aiguille courbe portant un fil de platine double, et en fit ressortir la pointe au-dessous du cartillage cricoïde. L'espace compris dans l'anse métallique avait extérieurement environ 3 centimètres et demi. Le fil de platine coupé, on retira l'aiguille, et l'un des fils, mis en rapport avec une pile chirurgicale, rougit et arrêta le peu de sang coulant par les orifices d'entrée et de sortie de l'aiguille. L'autre fil resta comme fil d'attente, dans le cas où le premier viendrait à se casser. La section des tissus compris dans l'anse métallique eut lieu en quelques minutes et sans le moindre écoulement sanguin.

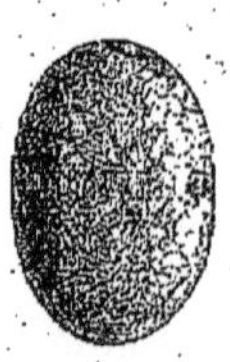

La trachée ouverte, M. le docteur Amussat introduisit la petite pince courbe de MM. Robert et Collin, et sentit le corps étranger à sa bifurcation. Aussitôt l'enfant fut pris d'un accès de suffocation. L'opérateur retira alors vivement sa pince, et le jeune F... expulsa par l'ouverture trachéale un petit caillou dont nous donnons la figure.

Dès ce moment, les accès de suffocation disparurent pour ne plus revenir; mais la présence du corps étranger avait déterminé une bronchite généralisée; on entendait des râles muqueux sibilants et ronflants dans toute la hauteur des poumons, et il y avait une expectoration purulente assez abondante. De plus l'enfant, n'ayant pris que peu de nourriture depuis l'accident, était devenu très-anémique.

Le 14, bouillon et potages; potion avec de l'oxyde blanc d'antimoine et du sirop de tolu.

Le 15, expectoration abondante par la plaie que l'on couvre constamment de cataplasmes de farine de riz. Vésicatoire volant en arrière, sur la région thoracique droite.

Le 18 avril, amélioration dans les deux poumons; l'enfant demande à manger; alimentation légère. Continuer la potion.

Le 22, les râles muqueux ont presque disparu à gauche, mais le poumon droit est encore assez malade. Vésicatoire volant couvrant toute la partie latérale de la région thoracique droite. Augmenter l'alimentation; continuer la potion.

L'amélioration continuant, on put permettre à l'enfant de se lever et lui donner une nourriture très-tonique.

Le 21 mai, les symptômes de l'affection pulmonaire avaient disparu, et la plaie était cicatrisée.

Quelque temps après, l'enfant avait repris son embonpoint et sa santé ordinaires.

Comme on a pu le voir par la lecture de cette observation, je n'ai pratiqué la trachéotomie que plus d'un mois après l'introduction du corps étranger, quoique convaincu qu'il ne faut pas hésiter à l'extraire dès qu'on a la certitude qu'il est insoluble, ou qu'on ne peut espérer qu'il se frayera une partie du chemin à l'extérieur, surtout s'il y a imminence d'asphyxie. On doit se souvenir que lorsque je vis le jeune F..., il avait été examiné par deux médecins distingués niant l'existence d'un corps étranger, quoiqu'il affirmât bien positivement avoir avalé un petit caillou. Me trouvant en présence de deux affirmations opposées aussi sérieuses, je craignis de pratiquer une opération inutile; alors, je me décidai à attendre, en le suivant attentivement et me tenant prêt à agir dès qu'il surviendrait des accidents. J'ai été assez heureux pour ne pas avoir différé trop longtemps cette opération; néanmoins, j'ai eu à regretter une convalescence un peu longue, due à l'inflammation pulmonaire provoquée par la présence du corps étranger.

Pour exécuter plus facilement la trachéotomie avec l'anse galvanique, il faut la faire en deux temps. Dans le premier, on pratique la section des parties molles jusqu'à la trachée; dans le second, on coupe rapidement les anneaux, en élevant la température du fil et en lui imprimant un mouvement de va-et-vient. Pour les adultes, lorsqu'il y a un volume notable des vaisseaux, de la turgescence, etc., il convient de tasser les tissus sur le fil avec un corps cylindrique. La section rapide des anneaux de la trachée est faite avec plus de sécurité en ayant un fil d'attente.

OBSERVATION XVIII

LIPÔME DÉVELOPPÉ A LA RÉGION POSTÉRIEURE DU COU; SECTION DES TISSUS AVEC L'ANSE GALVANIQUE; GUÉRISON.

Madame J..., âgée de 38 ans, née à Valette (Loire-Inférieure), a perdu sa mère d'un cancer de l'utérus; son père est vivant et bien portant. Réglée à 16 ans, elle a presque toujours souffert de dysménorrhée. Mariée à 26 ans, elle a eu deux enfants et a fait une fausse couche, à la suite de laquelle elle reçut les soins de M. le docteur Baret, pour un engorgement du col. En 1865, son mari mourut d'une affection tuberculeuse des poumons. L'année suivante, elle s'aperçut qu'elle portait à la région postérieure du cou une petite tumeur indolente. Celle-ci augmenta lentement et fut longtemps peu apparente, mais enfin il devint nécessaire de la dissimuler en portant un fichu. Des applications de pommades fondantes n'ayant amené aucun changement, elle se décida à la montrer à son médecin qui lui conseilla de la faire enlever.

Le 20 mai 1873, j'examinai madame J... avec monsieur le docteur

Baret, et je trouvai à la partie postérieure et supérieure du cou une tumeur lisse, indolente, sans changement de couleur à la peau, du volume d'un œuf de poule coupé suivant son grand axe, que nous considérâmes comme un lipôme.

Le 22, madame J... étant venue chez moi, je la fis asseoir sur une chaise et je traversai la tumeur suivant son grand axe avec un trocart explorateur, auquel je substituai un fil de platine. Saisissant alors les chefs du fil avec deux pinces à torsion montées sur les réophores d'une pile chirurgicale, je sectionnai la tumeur sans écoulement sanguin; puis j'appliquai une couche de collodion sur la tumeur et sur la peau environnante.

Le 23, madame J... me dit avoir eu un peu de fièvre et être encore sans appétit. Je lui conseillai un purgatif pour le lendemain et une alimentation légère.

Le 30, j'enlevai le collodion et une portion de l'eschare.

Le 31, énucléation du lipôme, un peu de sang. Application de charpie et de ouate de coton.

Le 2 juin, je renouvelai le pansement et j'engageai madame J... à appliquer des cataplasmes de farine de riz la nuit et de la charpie sèche pendant le jour.

Ce pansement fut continué jusqu'à la fin du traitement, en ayant soin de faire quelques cautérisations au nitrate d'argent dans les derniers jours.

Le 3 juillet, elle était complétement guérie.

Pour l'ablation de cette tumeur, j'ai employé un procédé que l'on peut appeler par embrochement, consistant à passer un fil de platine au-dessous de la base, puis à sectionner lentement les tissus, de manière à la diviser en deux parties, que l'on énuclée ensuite très-facilement. La section galvanique a lieu sans ou avec très-peu d'écoulement sanguin; l'énucléation en fournit toujours, mais on l'arrête très-facilement en appliquant sur la plaie de la ouate que l'on maintient avec quelques tours de bande.

OBSERVATION XIX

LIPÔME ; OPÉRATION PAR LA GALVANOCAUSTIQUE ; GUÉRISON.

Mme P..., âgée de 40 ans, blanchisseuse, d'une bonne santé habituelle, d'un tempérament nerveux, s'est mariée à 19 ans, et a eu quatre enfants. Réglée à 14 ans, elle l'a toujours été depuis régulièrement. Elle porte à l'épaule droite, sur l'omoplate, un lipôme de la grosseur d'une petite orange. Cette tumeur, qui est restée longtemps assez petite, a grossi depuis six mois et a atteint le volume que nous voyons aujourd'hui. La malade n'éprouve pas de douleur, mais simplement un peu de gêne ; elle demande à être débarrassée de cette incommodité.

Le 26 avril 1869, l'opération est pratiquée.

La malade, qui n'a pas voulu être endormie, est assise sur une chaise. La tumeur ne pouvant être pédiculisée, M. le docteur Amussat passe un fil de platine transversalement à sa base, et le met en rapport avec la pile de Grenet ; en tirant doucement sur le fil, il divise la tumeur en deux parties. Cela fait, il passe un second fil à la base de chacune de ces deux parties, met le fil en rapport avec la pile de Grenet, et la tumeur se trouve ainsi divisée en quatre parties.

M. Amussat procède ensuite avec la plus grande facilité à leur énucléation. Mais chacune de ces parties, ainsi énuclées, se trouvant encore adhérentes par un seul pédicule, il passe à la base de ce pédicule une anse de fil de platine, qu'il fait communiquer avec la pile de Grenet, et termine ainsi l'ablation de la tumeur, qui pesait près de 100 grammes. A peine s'est-il écoulé quelques gouttes de sang.

Pour tout pansement, on applique sur la plaie des compresses trempées dans l'eau froide, par-dessus de l'amadou, une compresse, du taffetas gommé, et une couche de ouate ; le tout maintenu par un bandage de corps. On recommande de changer ce pansement plusieurs fois par jour.

La malade dit n'avoir pas beaucoup souffert ; elle retourne chez elle à pied.

Le 27 avril, il n'y a pas ou peu de réaction ; la nuit a été assez bonne ; la malade a mangé comme à l'ordinaire.

Les jours suivants, tout se passe également bien ; seulement, quand il s'établit un peu de suppuration, la malade, qui s'est levée, se disant incommodée par l'odeur, qui cependant n'est pas très-prononcée, on fait ajouter à l'eau du pansement un peu d'alcool camphré, ce qui fait disparaître la mauvaise odeur.

La plaie a toujours eu un bon aspect ; dès les premiers jours de mai, elle était recouverte de bourgeons charnus ; depuis, elle a toujours diminué, et est en pleine voie de cicatrisation [1].

Le 24 mai, Mme P... vint voir le docteur Amussat, qui put constater la marche rapide de la cicatrisation, et l'état satisfaisant de la malade. Il pratiqua avec le nitrate d'argent une cautérisation légère des bords de la plaie, et il l'engagea à continuer le pansement à l'eau, additionné d'une faible quantité d'alcool camphré.

Notre confrère fit trois cautérisations des bords de la plaie, à huit jours d'intervalle, et à la fin du mois de juin, la cicatrisation était complète. Le pansement à l'eau fut continué jusqu'à la guérison.

Nous avions assisté à l'opération, et dernièrement nous avons revu avec satisfaction Mme P..., dont la cicatrice cruciale, de 12 centimètres sur 9, ne gêne aucunement les mouvements du bras droit [2].

Le lipôme que portait cette malade ayant le volume d'une orange, j'ai fait deux sections se croisant à angle droit, puis j'ai procédé à l'énucléation des quatre portions de la tumeur. Celles-ci adhérant plus intimement à la partie profonde, j'ai réuni les quatre pédicules et j'ai fait la section avec l'anse de platine, afin de ne pas m'exposer à en laisser quelque partie. Dans les cas de lipômes encore plus volumineux, on peut faire avec l'anse galvanique une incision circulaire vers le milieu de la tumeur, en la glissant à plusieurs reprises sous la peau, et procéder ensuite à l'énucléation de la masse graisseuse.

[1] Raveleau. *Thèse de Paris*, 1869, p. 39.

[2] Al. Morpain. *De l'emploi de la galvanocaustique thermique en chirurgie*. (*France médicale*, 1869, p. 756.)

OBSERVATION XX

TESTICULE TUBERCULEUX; ABLATION AU MOYEN DE LA GALVANOCAUSTIQUE THERMIQUE; GUÉRISON.

M. B..., né à Lyon, en 1840, d'un tempérament lymphatique, éprouva, pour la première fois, des douleurs et de la pesanteur dans le testicule gauche en 1861. Un traitement émollient fut sans résultat, et il se forma des abcès qui furent ouverts et traités par des injections de teinture d'iode et des emplâtres à l'iodhydrate de potasse. Les premiers abcès cicatrisés, il s'en forma de nouveaux, qui furent traités de même, et il fut guéri de ce côté en 1865. L'année suivante, le testicule droit ayant été le siége d'une inflammation semblable, il entra à l'hôpital Beaujon dans le service du docteur Richard. Ce chirurgien diagnostiqua une affection tuberculeuse de l'organe et fit une ouverture avec le caustique de Vienne et la pâte au chlorure de zinc. Plusieurs applications de caustique furent faites ultérieurement sans pouvoir obtenir de cicatrisation.

Au mois de mai 1872, M. B... vint me consulter et je constatai sur le testicule droit deux trajets fistuleux pénétrant jusqu'au centre de l'organe où ils paraissaient se rejoindre. La glande séminale avait diminué de volume et était plus consistante que celle du côté gauche. Je dilatai ces deux trajets fistuleux avec de la corde à boyau, puis avec de l'éponge préparée, et le 9 juin, à trois heures de l'après-midi, je saisis le pont charnu entre les cuvettes d'une de mes pinces porte-caustique chargées de pâte de caustique de Filhos, que je laissai en place dix minutes environ. Après l'avoir retirée, j'enlevai les cuvettes internes et je chargeai les cuvettes externes avec de la pâte au chlorure de zinc à parties égales, je les posai à la même place et je les laissai jusqu'à dix heures du soir. Je fis garder le repos au lit pendant deux jours. L'élimination des eschares ayant été complète le 24, je fis panser la plaie avec de la charpie sèche et de la ouate de coton. Je ne pus obtenir la cicatrisation, et il resta un trajet fistuleux avec une tumeur mamelonnée.

Le 10 octobre, après avoir dilaté le trajet fistuleux, je fis une cautérisation avec le caustique de Filhos et la pâte au chlorure de zinc; repos au lit et cataplasmes jusqu'à la chute des eschares, puis pansement sec. J'espérais que cette cautérisation très-énergique amènerait enfin la cicatrisation, mais cet espoir fut déçu et la tumeur reparut de nouveau. M. B..., découragé en voyant que tous mes efforts étaient sans résultat et attristé par l'aspect de son testicule, me pria de l'enlever. Avant de me rendre à son désir, je priai M. le docteur Gosselin de vouloir bien me donner son avis. Mon confrère l'ayant examiné avec beaucoup de soin, conseilla de pratiquer la castration. L'opération fut remise au mois de janvier, M. B... ayant trop d'occupations à la fin de l'année pour pouvoir se reposer.

Le 20 janvier 1873, assisté par M. le docteur Lapeyrère et M. Trouvé, je fis l'ablation de l'organe de la manière suivante : je passai une anse de fil de platine à la partie inférieure du scrotum, de manière à isoler les deux testicules, et j'en plaçai les chefs dans le sécateur galvanique. L'instrument mis en rapport avec une pile chirurgicale, je fis la section de toute cette portion de tissus. Je glissai alors un trocart explorateur sous la peau de la partie antérieure de la tumeur dans la direction du cordon et je la perçai à six centimètres environ, puis je plaçai un fil de platine; le saisissant alors avec mes pinces en cuivre mises en rapport avec la pile, je sectionnai cette portion de peau. Je fis sur la peau de la partie postérieure une section semblable venant rejoindre la première au-dessus de la tumeur; je sectionnai de même la peau dans la direction du cordon jusqu'au pli de l'aine. Au moyen de sections successives semblables, j'isolai la tumeur de tous les côtés, puis je plaçai le fil sous le cordon et je le coupai. Ces différentes manœuvres ne fournirent que quelques grammes de sang. Application d'une couche de collodion autour de la plaie et pansement ouaté. La fièvre traumatique fut peu intense et dura jusqu'au 23. Je conseillai alors un grand bain et une nourriture un peu substantielle ; de plus la ouate de coton fut remplacée par des cataplasmes de farine de riz.

Le 26, ayant appris que les cataplasmes étaient tachés de sang, je les fis remplacer par un pansement sec avec du coton.

M. B... ayant une affection eczémateuse, je fis appliquer de suite un vésicatoire au bras gauche, et quand la plaie fut réduite de moitié, je la fis panser le jour avec de la charpie sèche et la nuit avec des cataplasmes de farine de riz. La cicatrisation marcha régulièrement et fut complète le 12 mars.

Les enveloppes du testicule étant adhérentes, il n'a pas été possible de l'enlever par énucléation, ce qui a prolongé l'opération.

En examinant l'intérieur de l'organe, j'y ai trouvé des granulations tuberculeuses grises et jaunes très-nombreuses.

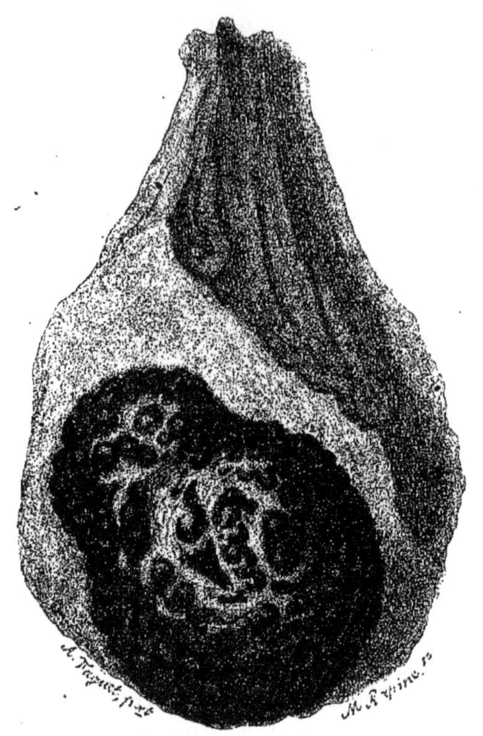

Le 1er juin 1875, j'ai revu M. B..., dont la santé ne laissait rien à désirer, j'ai appris que l'affection cutanée n'offrait plus que de rares manifestations et que le testicule gauche était dans le même état qu'après l'opération. Le vésicatoire placé au bras gauche était toujours entretenu avec beaucoup de soin.

Au mois de janvier 1857, Middeldorpf annonça à la Société de chirurgie de Paris qu'il avait opéré au moyen du séton incandescent une pseudarthrose de l'humérus ayant déjà été traitée sans succès par les chevilles d'ivoire. Il avait passé un fil de platine entre les fragments et l'avait ensuite chauffé au rouge. Il ne survint pas d'accidents, mais il ignorait encore à cette époque quel en serait le résultat.

Récemment j'ai ouvert avec le fil de platine rougi par l'électricité un vaste phlegmon de la fosse iliaque.

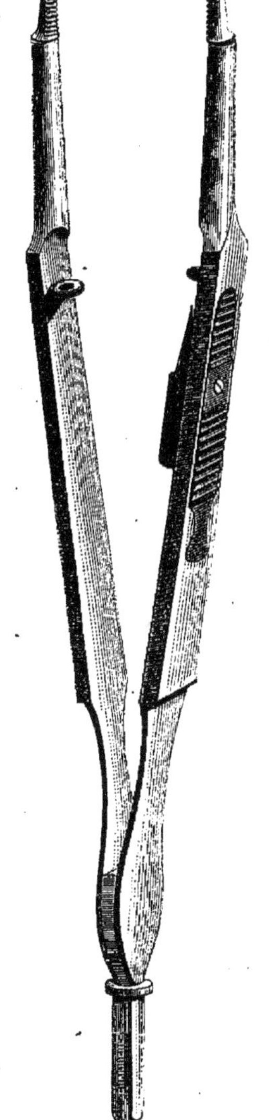

J'ai employé l'anse galvanique pour pratiquer d'autres opérations et en particulier pour faire la taille sus et souspubienne, que j'étudierai dans un autre travail.

Dès que je me suis occupé de galvanocaustique thermique, j'ai fait ajouter aux pinces à torsion de mon père un petit appendice carré pouvant se monter sur les réophores, et plus tard j'ai fait faire la même addition aux pinces de Charrière. Ce sont les instruments dont je me suis servi le plus ordinairement. Les premières pinces ont l'avantage de pouvoir être employées à la torsion des artères et à des opérations de galvanocaustique ; elles peuvent être placées dans une trousse ordinaire et ont par conséquent un double usage.

Quand on pratique une opération un peu longue, ou que l'on porte le fil à une température très-élevée, elles s'échauffent et il devient nécessaire de les refroidir, en les entourant d'une compresse trempée dans de l'eau froide. Pour obvier à cet inconvénient, j'ai fait fabriquer d'autres pinces en acier garnies d'une armature en bois qui permet de les tenir longtemps sans recourir à la réfrigération. Le cuivre rouge étant le meilleur conducteur de l'électricité, j'en ai fait fabriquer de semblables avec ce

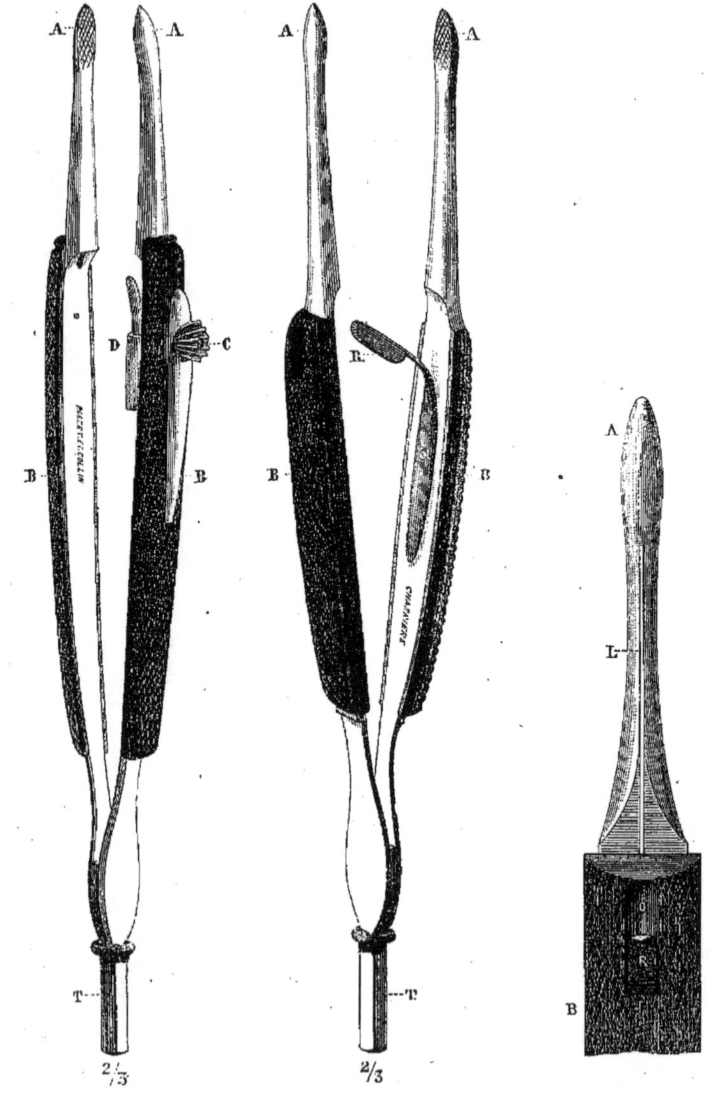

métal, et afin de leur donner plus de solidité, j'ai fait souder une lame d'acier dans la longueur des branches. Quand je veux exercer avec elles une forte traction, je les renverse de manière à déterminer une courbure très-brusque du fil auprès des mors.

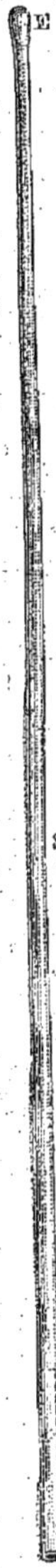

Pour placer le fil de platine, j'ai employé des aiguilles ordinaires, des aiguilles taraudées, des trocarts explorateurs droits et courbes, des sondes cannelées pointues, des stylets aiguillés, etc., en tenant compte de la nature, de la forme et de l'étendue des tissus qu'il fallait traverser.

Il m'est arrivé plusieurs fois de voir le fil se rompre soit par l'élévation de la température, soit, le plus souvent, parce qu'ayant déjà servi et subi une torsion avec flexion brusque, il portait une fissure. Pour le remplacer, j'ai employé soit une sonde cannelée, soit la canule du trocart et mieux encore un stylet mousse de volume proportionnel au fil, fabriqué avec de l'argent vierge, et portant à son extrémité un cylindre de deux centimètres de long dans lequel j'engageais le nouveau fil. J'ai choisi l'argent sans alliage parce qu'il permet de donner au stylet la courbure la plus favorable pour son introduction. J'emploie toujours du fil de platine pur, et, quand l'opération est délicate, je le choisis neuf; de plus, si je dois opérer à une haute température, j'en place deux, afin que l'un serve de fil d'attente.

Dans toutes les opérations que l'on fait avec l'anse galvanique, la coloration du fil, étant en rapport avec la température, guide le chirurgien.

On peut faire avec l'anse galvanique des opérations très-variées, mais dans un certain nombre de cas il est préférable ou même indispensable d'employer le sécateur ou le bistouri galvaniques, comme on le verra dans les observations qui suivent.

E

S

T

ABLATION

DES

TUMEURS PÉDICULÉES DE LA PEAU

Il se développe sur la peau et dans le tissu conjonctif sous-cutané, des tumeurs pouvant acquérir un volume assez considérable et susceptibles d'éprouver, sous l'influence des irritations produites par les corps extérieurs, des transformations qui en nécessitent l'ablation. Les unes formées par la peau amincie et par un tissu conjonctif plus ou moins hypertrophié et infiltré d'un liquide limpide, ont un aspect blanchâtre et demi transparent. D'autres renferment, en outre, une quantité de tissu adipeux suffisante pour leur donner le caractère de lipômes. Dans certaines de ces tumeurs on trouve le système vasculaire très-développé. Les *nœvi pédiculés* forment d'abord une saillie ayant la coloration des tissus érectiles, et, peu à peu, par leur accroissement, ils entraînent la peau et se pédiculisent.

Ces tumeurs, en se développant, constituent une difformité et sont quelquefois la cause d'une gêne plus ou moins grande. Souvent, la peau amincie et continuellement irritée par le contact des vêtements et des corps extérieurs s'érode, s'enflamme et se sillonne de fissures fournissant un suintement séreux ou séro-sanguinolent, qui peut devenir très-fétide. Ces exhalations sont, dans certains cas, la cause de diminutions et d'augmentations alternatives.

Il s'y développe aussi, quelquefois, des abcès plus ou moins volumineux qui se vident à l'extérieur, et dont la cavité tapissée d'une fausse membrane continue à fournir du pus. Enfin, elles peuvent être quelquefois envahies par la dégénérescence cancéreuse. Ces tumeurs, étant donc susceptibles d'éprouver des altérations et des transformations variées, doivent être enlevées dès qu'elles deviennent une cause de gêne, de douleur ou de danger pour la vie des malades.

Le traitement, qui m'a toujours réussi, est la cautérisation linéaire pratiquée avec mes pinces à cuvettes remplies de caustique[1], ou la section au moyen de la galvanocaustique thermique, dont je m'occuperai exclusivement dans ce travail.

La forme de ces tumeurs permettant d'en faire facilement l'ablation au moyen de la galvanocaustique, on les a enlevées en employant l'électricité dès que cet agent a commencé à prendre place dans la thérapeutique chirurgicale, comme on le verra en lisant les trois observations suivantes empruntées à l'ouvrage que Middeldorpf a publié en 1854.

OBSERVATION I

TUMEUR EN FORME DE CRÊTE DE COQ DÉVELOPPÉE SUR LA TUBÉROSITÉ PARIÉTALE GAUCHE ; ABLATION AU MOYEN DE L'ANSE ; PEU DE SANG ; GUÉRISON.

Auguste Gobel, écolier, âgé de douze ans, est admis à l'hôpital le 19 septembre 1853 pour une tumeur plate et pédiculée qu'il porte depuis deux ans sur la tubérosité pariétale gauche.

[1] *Journal de médecine et de chirurgie pratiques*, 1860, p. 128.

Mobile, d'un rouge clair, ayant la forme d'une crête de coq, elle tient à la peau par un pédicule de la grosseur d'une plume de pigeon. Elle est large comme une pièce de deux *groshen*. Sa surface est humide et légèrement suppurante.

Le 21 j'en fais l'ablation près de la tête au moyen de l'anse; très-peu de douleur, pas de sang sur le bord, mais un peu au centre. Ayant enlevé en partie la petite eschare, il y eut un écoulement sanguin que j'arrêtai immédiatement en touchant la surface avec le cautère galvanique; ce qui me prouva qu'il y aurait eu une forte hémorrhagie, si on l'eût enlevé avec l'instrument tranchant. Pansement avec de la charpie; le 30, la plaie était cicatrisée, et le malade quittait l'hôpital le 5 octobre complétement guéri. La tumeur était formée de tissu conjonctif très-vasculaire.

OBSERVATION II

NŒVUS PÉDICULÉ AU COU; ABLATION AU MOYEN DE L'ANSE; PAS DE SANG; GUÉRISON.

Mme Krauss, garde-malade, porte depuis un certain nombre d'années un nœvus au côté droit du cou. Cette tumeur molle, brunâtre, du volume d'un petit pois, a un pédicule assez long. Je l'enlevai sans douleur au moyen de l'anse, le 21 septembre 1853. Aucune trace de sang; petite eschare jaunâtre qui tombe au bout de quelques jours sans suppuration.

OBSERVATION III

PETITE EXCROISSANCE CYLINDRIQUE AU TRAGUS GAUCHE; RÉSECTION AU MOYEN DE L'ANSE; PAS D'HÉMORRHAGIE.

Un enfant âgé de quelques mois avait dans le voisinage du tragus de l'oreille gauche deux petites excroissances de la forme d'un doigt, recouvertes d'une peau normale, dont la plus grande était longue d'environ 4 millimètres. Elles furent réséquées au moyen de l'anse, le 14 janvier 1854, sans aucune trace d'hémorrhagie.

Les trois opérations que je viens de rapporter ont été faites avec le serre-nœud galvanique. Ce sont les seuls faits que j'ai recueillis en parcourant les travaux publiés sur ce sujet. De mon côté je n'ai relaté que ceux sur lesquels j'avais des notes suffisantes et des dessins donnant une idée exacte de ces productions pathologiques.

OBSERVATION IV

PAPILLOMES DE LA PEAU DÉVELOPPÉS A LA RÉGION POSTÉRIEURE DU COU ; ABLATION FAITE AVEC LE SÉCATEUR GALVANIQUE ; GUÉRISON.

Au mois de mai 1869, M. le docteur Baret me pria d'examiner un de ses clients qui portait de petites tumeurs cutanées à la région postérieure du cou.

M. M..., âgé de cinquante-trois ans, d'une forte constitution, mais goutteux, a toujours eu une vie très-active. A l'âge de dix ans, il eut à la région occipitale gauche un énorme abcès, qui fut ouvert et suppura longtemps. La cicatrice en est encore très-apparente. A vingt ans, il eut une fièvre typhoïde assez grave. En 1854, il s'aperçut pour la première fois qu'il portait de petites tumeurs à la partie supérieure de la région cervicale postérieure. Ces tumeurs restèrent longtemps indolentes et peu apparentes ; mais, peu à peu et sans cause connue, deux d'entre elles augmentèrent de volume. De temps à autre elles gonflaient ; il se faisait un léger suintement à leur surface, puis elles revenaient à leur volume ordinaire. Comme elles étaient assez apparentes et un peu gênantes, il désira en être débarrassé.

Lorsque je vis M. M..., elles avaient la forme et le volume représentés dans la figure ci-jointe.

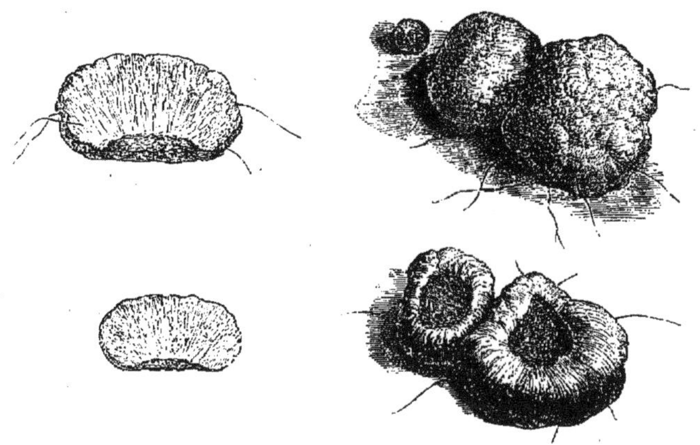

Il fut convenu que l'ablation aurait lieu promptement, afin qu'il pût être guéri avant son départ pour la campagne.

Le 15 mai, assisté par mon confrère, je saisis successivement chacune de ces tumeurs à sa base dans l'anse métallique de mon sécateur galvanique, et le mettant en rapport avec une pile chirurgicale, j'en fis l'ablation sans écoulement sanguin. L'opération terminée, j'appliquai sur les eschares et sur la région voisine une couche de collodion élastique. Quand les eschares furent tombées, il se forma sur chaque plaie de petites croûtes que je recommandai à M. M... de ne pas enlever en se peignant, et le lendemain il quitta Paris.

Peu de temps après, je reçus une lettre dans laquelle il m'annonçait sa guérison complète.

OBSERVATION V

LIPÔME FIBREUX DÉVELOPPÉ DANS LA RÉGION DU SACRUM ; ABLATION FAITE AVEC LE SÉCATEUR GALVANIQUE ; GUÉRISON.

Mme P..., âgée de quarante-cinq ans, domestique chez un de nos confrères, à Paris, d'un tempérament bilioso-nerveux, jouissant habituellement d'une assez bonne santé, me fut adressée par son maître, au mois de septembre 1864, pour une tumeur adénoïde du sein gauche, du volume d'une grosse noix. Elle ressentait des douleurs qui lui faisaient vivement désirer d'en être débarrassée. Je l'opérai avec l'assistance de mon confrère au moyen de la cautérisation. La cicatrisation marcha régulièrement et elle fut assez promptement guérie.

Au mois de mars 1867, elle vint me consulter pour une tumeur pédiculée de la peau développée dans la région du sacrum. Elle me raconta qu'étant encore jeune, elle s'était aperçue qu'elle portait au bas des reins une tumeur du volume d'un pois, ne lui occasionnant ni gêne ni douleur. Cette tumeur s'accrut très-lentement tout en restant indolente et elle ne s'en occupa pas. Mais après l'opération que je lui fis au sein gauche, elle remarqua qu'elle grossissait plus rapidement et que le frottement de ses vêtements lui occasionnait de la douleur. Plus tard elle y ressentit des élancements très-vifs, et vers la fin du mois de février 1867, il se fit à l'une des extrémités une ulcération, d'où il s'écoula assez de sérosité sanguinolente pour l'effrayer et la déterminer à venir me consulter.

Lorsque je la vis, elle avait le volume et la forme d'un œuf de poule; molle et d'une coloration normale dans toute sa portion gauche, rouge et résistante dans sa portion droite, d'où le sang avait coulé. Il fut convenu qu'elle serait enlevée très-prochainement.

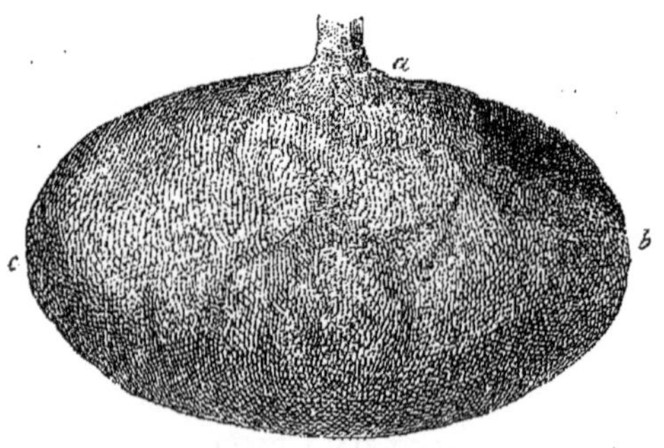

Le 14 mars, Mme D... étant venue chez moi, je la fis asseoir sur une chaise et je priai le docteur Morpain de vouloir bien maintenir la tumeur. Je saisis le pédicule dans l'anse métallique de mon sécateur fixé aux réophores et mon confrère glissa une lame de carton entre la canule et la peau; puis quand tout fut bien disposé, je plongeai dans le bain de bi-chromate de potasse une petite pile chirurgicale que je tenais de la main gauche. La section eut lieu très-promptement et sans écoulement sanguin.

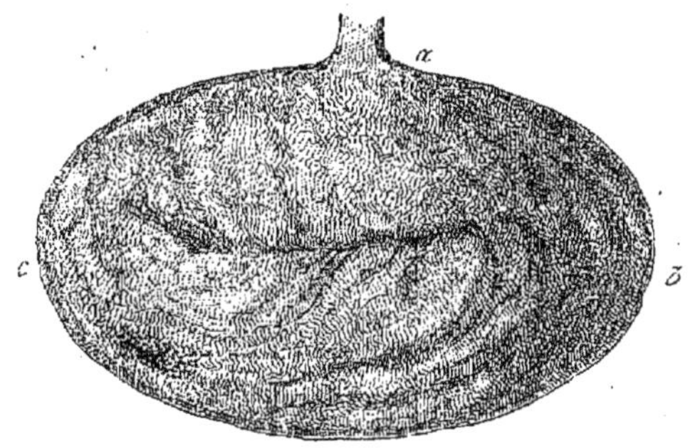

Je recouvris l'eschare d'un linge cérate, j'appliquai par-dessus de la ouate de coton, puis j'assujettis ce pansement avec une bande et l'opérée retourna chez elle.

Le 22, l'eschare se détacha et fut remplacée par une petite croûte qui fit place à une cicatrice de bonne nature. Depuis lors la guérison a été complète.

OBSERVATION VI

FIBRÔME PÉDICULÉ DE LA PEAU ; ABLATION FAITE AVEC LE SÉCATEUR GALVANIQUE ; GUÉRISON.

Le 18 juin 1869, Mme M..., âgée de trente-huit ans, d'une belle et forte constitution, vint à mon dispensaire me consulter de la part du docteur Lessore pour une tumeur qu'elle portait au côté gauche. En l'examinant je trouvai vers le milieu du bord de l'os des Iles une tumeur pédiculée dure et bosselée.

Mme M... me dit s'être aperçue, dès l'âge de vingt ans, qu'elle portait une tumeur très-petite et indolente, qui plus tard augmenta graduellement de volume sans autre cause appréciable que le frottement des vêtements. Désirant en être débarrassée le plus tôt possible, j'en saisis le pédicule dans l'anse de mon sécateur galvanique, j'isolai la canule du corps avec un carton, et mettant l'instrument en rapport avec une petite pile chirurgicale, j'en fis l'ablation sans écoulement

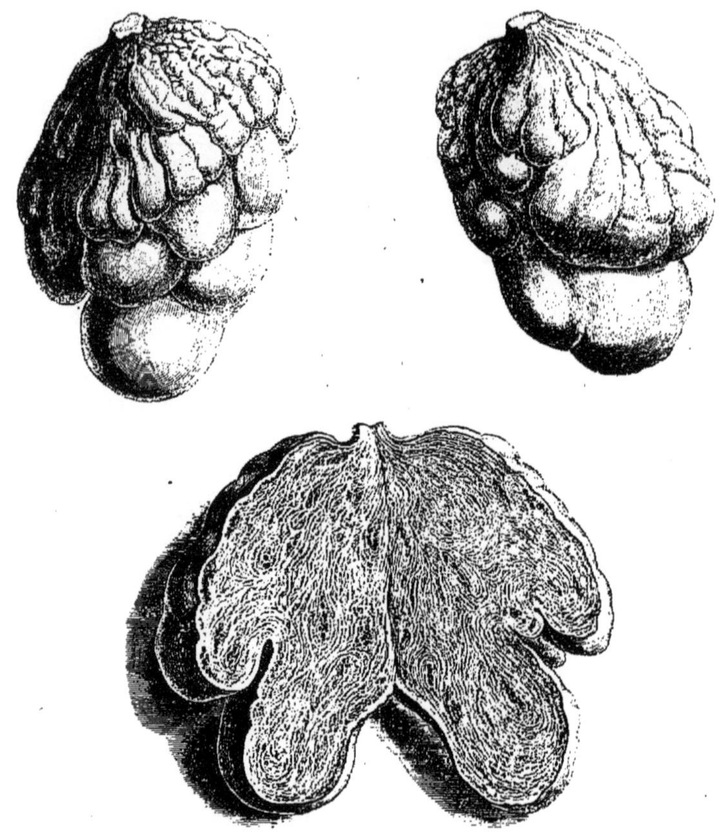

sanguin. L'eschare et la peau voisine furent recouvertes d'une couche de collodion.

Après la chute de l'eschare il se forma une petite croûte; mais comme le frottement des vêtements l'enlevait et irritait la plaie, j'engageai Mme D... à la protéger avec une plaque de carton, et peu de temps après la cicatrisation fut achevée.

OBSERVATION VII

LIPÔME DE LA CUISSE ; ABLATION FAITE AVEC LE SÉCATEUR GALVANIQUE ; GUÉRISON.

Dans les premiers jours de septembre 1873, une dame, âgée de trente-trois ans, vint à mon dispensaire me consulter pour une fistule à l'anus qu'elle avait depuis plusieurs mois, et pour une tumeur légèrement pédiculée qu'elle portait à la partie supérieure de la cuisse droite, à 3 centimètres environ du sillon fessier. Cette tumeur, peu développée pendant sa jeunesse, avait augmenté de volume depuis 1870. Elle me pria de vouloir bien opérer la fistule et enlever la tumeur le même jour.

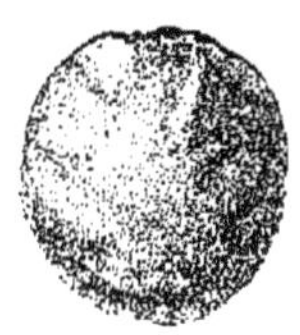

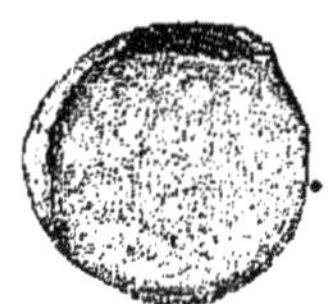

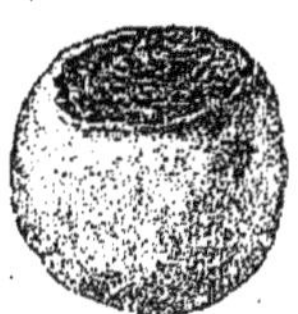

Le 14, assisté par M. le docteur Lapeyrère, je fis placer Mme D... sur un lit peu élevé, et j'introduisis dans la fistule s'ouvrant à la fesse droite, une sonde d'argent à large cannelure que je fis ressortir par l'anus ; puis je fis la section du pont charnu avec le bistouri galvanique sans écoulement sanguin. Alors je passai autour de la base de la tumeur une anse métallique de 2 centimètres de diamètre, je plaçai une compresse entre la cuisse et le sécateur, et je priai mon confrère de bien maintenir la tumeur. L'instrument mis en rapport avec une pile de Trouvé, je fis la section par simple *traction* et sans écoulement sanguin. Application d'une couche de collodion sur l'eschare et la peau voisine.

Le 22, la plaie fut touchée avec le nitrate d'argent.

Le 25, je trouvai une petite croûte qui fit place, dans le courant d'octobre, à une cicatrice très-étroite.

M. le docteur Hénocque, ayant bien voulu en faire l'examen

histologique, m'a fait savoir que la tumeur était une hypertrophie partielle du tissu cellulo-adipeux sous-cutané, et qu'elle était sur la limite du molluscum et du lipôme.

OBSERVATION VIII

FIBRO-LIPÔME PÉDICULÉ DE LA PEAU ; ABLATION FAITE AVEC LE SÉCATEUR GALVANIQUE ; GUÉRISON.

Mme B..., âgée de quarante-quatre ans, d'un tempérament lymphatique, me fut adressée, le **11** novembre **1873**, par **M.** le docteur Martin; cette dame me montra vers le centre de la région lombaire gauche une petite tumeur facile à reconnaître pour un fibro-lipôme pédiculé de la peau, saignant depuis quelque temps, et étant le siége d'élancements qui lui donnaient des inquiétudes ;

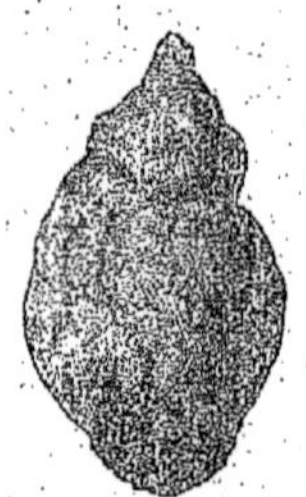

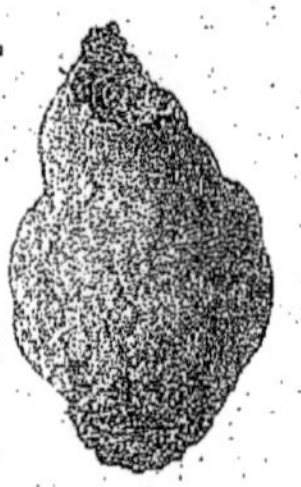

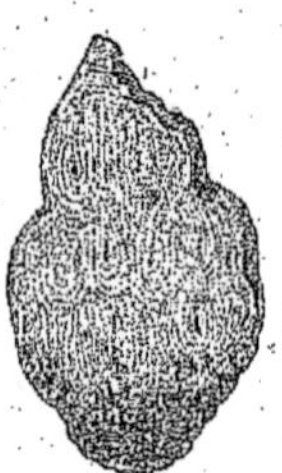

il fut convenu qu'il serait enlevé sans retard. Le lendemain, Mme B..., étant venue chez moi, je la fis asseoir sur une chaise ; je passai la tumeur dans l'anse du sécateur ayant environ 2 centimètres et demi de diamètre, et je la fis tenir par un assistant, auquel je confiai également une petite plaque de carton, placée entre la peau et la canule double.

L'instrument mis en rapport avec une pile thermique, je sectionnai en quelques secondes le pédicule par *traction*, sans constriction et sans écoulement sanguin.

L'eschare et la peau voisine furent recouvertes d'une couche de collodion.

Le 20, je trouvai une petite croûte à la place de l'eschare.

Le 5 décembre, la croûte avait fait place à une cicatrice un peu saillante.

OBSERVATION IX

VÉGÉTATION VÉNÉRIENNE SUR LA VERGE ; ABLATION AU MOYEN DE L'ANSE GALVANIQUE ; GUÉRISON.

Le 17 juillet 1874, M. le docteur Servaux m'adressa un jeune homme de seize ans, ayant autour du gland plusieurs végétations vénériennes dont il faisait remonter l'origine à cinq mois. La plus volumineuse, placée au côté droit du gland, sur la face interne du prépuce, me parut devoir être enlevée au moyen de la galvano-caustique thermique et les autres cautérisées avec un acide.

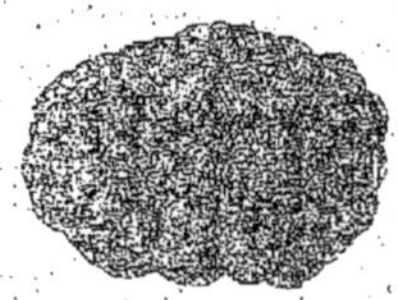
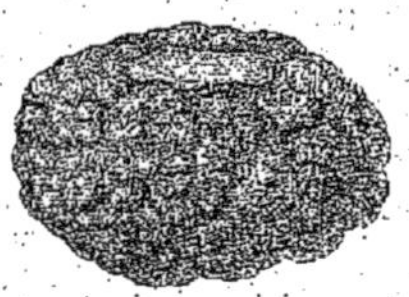

Le 18, le malade étant venu chez moi, je le fis asseoir sur un fauteuil et je saisis la tumeur à sa base avec une pince courbe que je confiai à M. Faguet, en le priant de vouloir bien en même temps maintenir la verge dans une position convenable. Passant alors, autour du pédicule de la tumeur, une anse de platine maintenue avec deux pinces à torsion montées sur les réophores, je les plaçai dans la main droite en les séparant avec l'auriculaire, et prenant la petite pile Trouvé de la main gauche, je la plongeai dans le bain de bi-chromate de manière à porter le fil au rouge. La section eut lieu en quelques secondes et sans écoulement sanguin. Je cautérisai ensuite les autres végétations avec de l'acide chromique pur, et je plaçai de la ouate de coton entre le prépuce et le gland ; puis, l'opéré retourna chez lui.

OBSERVATION X

TUMEUR PÉDICULÉE DU BRAS GAUCHE ; ABLATION AVEC LE BISTOURI GALVANIQUE ; GUÉRISON.

M. L..., né le 29 décembre 1842, à Stuttgard (Wurtemberg), employé dans une maison de commission à Paris, a toujours joui d'une bonne santé, quoique d'un tempérament très-lymphatique.

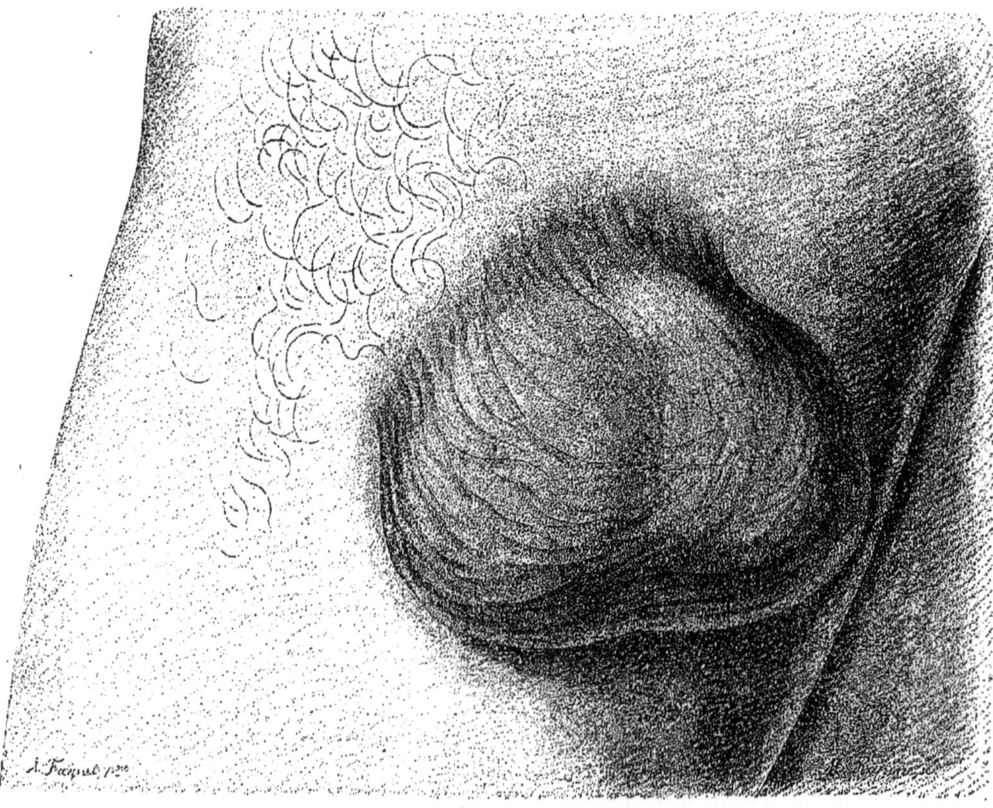

Au mois de septembre 1871, il s'aperçut qu'il portait au bras gauche une tumeur indolente, et comme elle ne le gênait pas, il négligea

de s'en occuper. Peu à peu elle augmenta de volume sans perdre de ses caractères, et vers le milieu de 1872, elle commença à se pédiculer. A la fin de l'année il la fit examiner par le docteur Pfeiffer, son médecin, et il fut convenu qu'elle serait enlevée prochainement.

Le 25 janvier 1873, en examinant M. L..., je trouvai une tumeur pendante, mobile, recouverte d'une peau très-fine demi-transparente, avec du tissu cellulaire légèrement infiltré ; à l'intérieur on sentait un noyau dur, lisse, roulant sous le doigt, qui me parut être un enchondrôme.

Le 2 février, je priai M. Faguet, qui voulut bien m'assister dans cette opération, d'en faire le dessin, et lorsqu'il fut terminé, M. L..., s'étant placé sur un lit, fut anesthésié par M. le docteur Pfeiffer.

Quand l'insensibilité fut complète, j'enlevai lentement la tumeur avec le bistouri galvanique à l'union de la peau saine avec la peau amincie. Il ne s'écoula que quelques gouttes de sang provenant d'artérioles cutanées, cautérisées aussitôt qu'elles étaient ouvertes.

L'opération terminée, j'appliquai une couche de collodion élastique tout autour de la plaie, qui fut ensuite recouverte de ouate de coton que l'on maintint avec un serre-bras ordinaire. La fièvre traumatique fut assez légère pour que le malade m'affirmât le lendemain qu'il n'en avait pas eu. Il avait, du reste, très-bien dormi et demandait à prendre sa nourriture ordinaire, ce qui lui fut accordé.

Comme le temps était froid et humide, je l'engageai à rester chez lui pendant trois jours. La plaie fut pansée d'abord avec de la ouate de coton ; mais trouvant que la cicatrisation se faisait trop lentement, je la fis recouvrir d'un plumasseau de charpie sèche et placer la ouate par-dessus ; le soir on remplaçait la ouate et la plus grande partie de la charpie par un cataplasme de farine de riz, et le lendemain matin on enlevait le tout ; puis, on appliquait de la charpie nouvelle. La cicatrisation marcha régulièrement, mais lentement à cause de la constitution du malade, et, vers la fin d'avril, la petite plaie, restant encore, était recouverte d'une croûte que je recommandai à M. L... de ne pas arracher.

Huit jours après, elle fut enlevée et je fis reprendre le pansement ordinaire. A la fin du mois de mai, la cicatrisation était complète.

M. le docteur Cornil, ayant bien voulu examiner cette tumeur au microscope, m'a remis la notion suivante : « La tumeur dont vous m'avez donné une portion est composée de cylindres arborisés, ramifiés, terminés en culs-de-sac formés eux-mêmes de cellules pavimenteuses, égales entre elles, granuleuses ou cornées avec noyau atrophié, semblables à celles des glandes cébacées. Ce sont ces filaments qui étaient visibles à l'œil nu et opaques. Un peu de tissu conjonctif les sépare.

La tumeur était enkystée, et il y avait là une membrane comme autour des loupes. C'est une tumeur sébacée, et par suite, une tumeur bénigne.

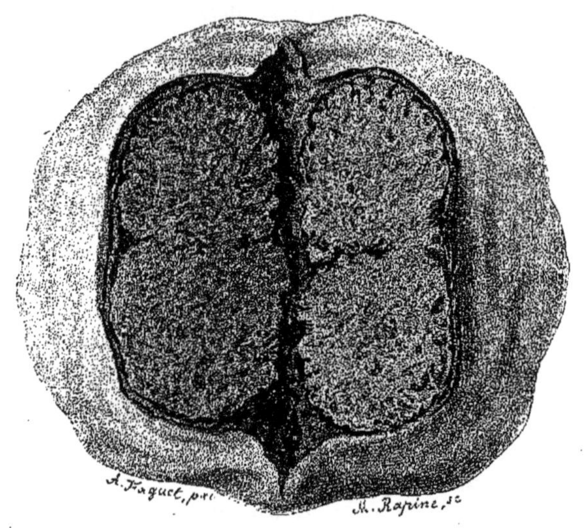

M. Daremberg a eu l'obligeance d'en faire l'analyse chimique et m'en a remis le résultat.

Densité faible; nage à la surface de l'eau, mais non à celle de l'éther. Calcinée sur une lame de platine, elle brûle avec une flamme éclairante en répandant une odeur cornée. Elle laisse un résidu peu abondant.

Ce résidu est soluble dans l'eau et les acides. Traité par l'ammoniaque il devient louche (Traces de chaux). Si l'on ajoute dans la solution alcaline du sulfate de magnésie, on a un abondant précipité de phosphate ammoniaco-magnésien, insoluble par la chaleur, soluble par les acides faibles; au microscope on constate les caractères de ce dernier sel.

Une portion de la tumeur finement pulvérisée est traitée par l'éther. Après évaporation de la solution éthérée, on voit au microscope quelques lames de *cholestérine* et de nombreuses *gouttelettes graisseuses.*

Sur une autre portion nous avons vainement essayé la réaction de la muroxide. Il n'y a pas traces d'acide urique.

Donc la composition chimique peut se résumer ainsi : Graisse et phosphates à base de potasse et de soude ; probablement à l'état d'oléophosphates alcalins.

Comme on a pu le voir en lisant les observations qui précèdent, j'ai suivi trois modes d'exérèse différents pour enlever les tumeurs pédiculées de la peau : l'anse, le sécateur et le bistouri galvaniques.

Le procédé le plus simple consiste à faire la section avec l'anse galvanique. Le malade étant assis sur une chaise, on passe autour de la base de la tumeur une anse de fil de platine, maintenue par deux pinces à torsion en rapport avec un appareil électrique, on isole le fil des parties voisines avec une lame de carton, et la tumeur étant bien maintenue par un aide, on plonge la pile dans le bain.

Lorsque la tumeur est très-vasculaire ou peu pédiculée, il est préférable d'employer le sécateur, quoique le premier procédé soit encore applicable en ayant le soin de pédiculiser d'abord avec un fil. Si on donne la préférence au sécateur, on étreint la base de la tumeur avec cet instrument, on glisse un corps isolant entre la canule double et les parties voisines ; puis on fait passer le courant.

Quand la tumeur est volumineuse et à base large, il peut être avantageux de se servir du bistouri de platine, comme on l'a vu dans la dernière observation. Dans ce cas, le malade étant couché, on procède avec lenteur en enfonçant la lame à la circonférence de la base de la tumeur. Si un vaisseau donne du sang, on le cautérise avec le plat de la lame, puis on continue à sectionner les tissus suivant le même procédé.

Toutes ces opérations, à l'exception de la dernière pratiquée avec le bistouri galvanique, ne nécessitent que l'emploi de la plus petite pile chirurgicale, composée de 6 éléments zinc et d'autant de charbons, ayant 12 centimètres de hauteur sur 8 de largeur. C'est l'appareil le plus convenable pour les cautérisations de la pulpe dentaire.

Les soins consécutifs sont très-simples; si la section est peu étendue je ne fais aucun pansement, ou j'applique une couche de collodion élastique qui la recouvre et la dépasse un peu. Lorsque le collodion s'enlève, il se forme une petite croûte qui, à sa chute, laisse ordinairement une cicatrice complète, pourvu qu'on ait soin de ne pas l'arracher.

Chez le malade qui fait le sujet de la dernière observation, j'ai appliqué tout d'abord une couche de collodion sur la peau entourant l'eschare, et sur celui-ci de la ouate de coton; plus tard, j'ai fait placer, la nuit, des cataplasmes de farine de riz, et le jour un plumasseau de charpie sèche. Ce pansement, que j'emploie généralement avec avantage, a été continué jusqu'à la cicatrisation de la plaie [1].

[1] *Le Courrier médical*, 1874, p. 373-378.

TRAITEMENT

DU

CANCER DU COL DE L'UTÉRUS

Le col de l'utérus, d'après les statistiques les plus complètes, est le siége de prédilection du cancer. C'est en effet à sa surface, ou dans l'épaisseur d'une des lèvres, qu'on le rencontre le plus fréquemment au début de l'affection; mais il s'y localise rarement bien longtemps, et, soit qu'il envahisse le corps de l'organe, soit qu'il s'étende aux parois du vagin, à la vessie et au rectum, il finit par amener la mort de la femme qui en est atteinte, avec un cortége d'accidents aussi douloureux que pénibles.

Quand on constate que le cancer de l'utérus entre pour plus d'un quart dans le nombre total des décès résultant d'affections cancéreuses dans les deux sexes, on se rend facilement compte de l'importance que le praticien doit attacher à l'étude et surtout au traitement de cette désastreuse maladie.

Jusqu'à ce jour, la thérapeutique médicale a fait de vains efforts pour arrêter la marche envahissante de cette affection et arracher les malades à une mort assez prompte.

La chirurgie semble avoir été plus heureuse. Si, en effet, elle n'a pas fourni des succès aussi brillants qu'on l'espérait, il faut l'attribuer à la nature même de cette néoplasie, à la difficulté de pouvoir toujours en établir rigoureusement les limites, et à cette circonstance capitale, que le plus ordinairement lorsque nous sommes consultés, la maladie a déjà fait de tels progrès qu'elle échappe à l'action des moyens chirurgicaux.

Dans l'origine, on fit usage contre cette affection, de l'instrument tranchant. Tulpius, Monteggia, André de la Croix, Lapeyronie, etc., se sont, dit-on, servis du bistouri pour l'ablation de tumeurs cancéreuses siégeant sur le col. Osiander pratiqua le premier, en 1801, l'amputation du col de l'utérus, et eut plusieurs fois l'occasion de faire cette opération avec succès. Il eut pour imitateurs Dupuytren, Récamier, Hervez de Chégoin, Cazenave, Strachan, Huguier, Simpson, Langenbeck, Scanzoni, etc.; mais ce fut surtout Lisfranc qui, en France, s'efforça de vulgariser cette opération, qu'il pratiqua plus qu'aucun autre.

Mon père avait pratiqué, lui aussi, plusieurs fois l'amputation du col; mais il y renonça, lorsque M. le docteur Filhos eut doté la chirurgie d'un caustique qui est aussi puissant que facile à manier.

Voici du reste comment, en 1854, il s'exprimait à l'Académie de médecine sur ce point de pratique chirurgicale : « On peut dire des affections cancéreuses du col de l'utérus ce qui est applicable au *noli me tangere*. Il faut agir énergiquement et ne pas perdre de temps. Si la destruction du col tout entier est nécessaire, on ne doit pas hésiter. Pour arriver promptement à ce résultat, la cautérisation de dehors en dedans, *ou en trouée,* qu'on me permette cette expression, avec des caustiques puissants, gradués, de potasse et de chaux, est ce qui m'a le mieux réussi. Je pourrais citer plusieurs guérisons de cette espèce chez des femmes vouées à une mort certaine. »

Dans son savant *Traité des maladies de l'utérus*, M. le docteur Courty s'exprime ainsi : « Il ne nous paraît pas douteux que l'épithélioma du col ne puisse être enlevé avec quelque chance de guérison, ou que la marche ne puisse en être ralentie au point de permettre au médecin de prolonger notablement les jours d'une malade. »

Jobert (de Lamballe) obtenait de très-beaux résultats de la cautérisation avec le fer rouge, et le fait suivant témoigne de l'avantage qu'offre ce procédé sur l'emploi du bistouri :

AMPUTATION DU COL UTÉRIN RÉPÉTÉE TROIS FOIS ; CAUTÈRE ACTUEL ; GUÉRISON.

« Une femme, âgée de quarante-six ans, avait subi il y a huit ans l'amputation du col utérin par les mains de Samson, à la Pitié, pour une affection probablement cancéreuse. Quelques mois plus tard, le mal repullulait, et la patiente se faisait recevoir de nouveau à la Pitié. Cette fois elle fut reçue dans le service de M. Gendrin.

« Ce médecin la traita à son tour, et il opéra de nouveau la malade d'après le dire de celle-ci. On ne peut cependant bien comprendre si c'est à l'aide de caustiques ou du bistouri qu'elle fut réopérée. Quoi qu'il en soit, elle en sortit guérie ; mais une nouvelle récidive ne tarda pas à se faire, et la patiente se dirigea cette fois dans le service de M. Ph. Boyer, à Saint-Louis.

« Ce chirurgien l'opéra pareillement, en excisant des masses fongueuses qui s'étaient engendrées sur la cicatrice.

« Cette opération cependant n'eut pas de résultat plus durable que les précédentes, car une nouvelle récidive eut lieu.

« La malade se fit alors recevoir dans le service de M. Jobert.

« Les trois opérations ci-dessus avaient été pratiquées dans l'espace de deux ans, et la malade se trouvait à peu près dans le même état qu'avant la première amputation. Cette fois les végétations fongueuses furent attaquées à l'aide du fer incandescent ; elles furent détruites successivement avec la portion restante du col jusqu'au niveau de l'adhérence de la muqueuse vaginale sur cette partie.

« La guérison eut lieu ; mais il restait à savoir si elle serait plus durable que les précédentes. Cette femme est revenue depuis tous les ans, à l'hôpital Saint-Louis, se faire examiner. Dernièrement, elle est revenue encore ; elle a été observée au spéculum en notre présence ; la guérison est parfaite et elle dure ainsi depuis six ans.

« Le col est entièrement détruit ; la muqueuse vaginale forme un véritable bourrelet autour d'une cicatrice blanche, infundibiliforme, de la largeur d'une pièce de 5 francs. Les effets du cautère actuel ont donc, dans ce cas, été plus heureux, par la raison peut-être que ce moyen a pu détruire graduellement toute la partie malade, tandis que le bistouri n'avait pu étendre jusque-là son action[1]. »

Le fer rouge, toutefois, n'est pas le seul agent de cautérisation qui ait été employé dans le traitement de l'affection qui nous occupe. On a eu recours à bien d'autres encore, tels que le chlorure de zinc, le chlorure de brome, la pâte de Vienne, les acides sulfurique, azotique, chlorhydrique, le nitrate acide de mercure, etc. J'ai vu M. le docteur Maisonneuve employer des flèches de pâte de zinc.

Pour pratiquer l'amputation du col, M. le docteur Chassaignac s'est servi de son écraseur ; mais cet instrument ingénieux ne peut convenir que dans certains cas. Il m'a paru propre surtout à enlever les productions carcinomateuses implantées sur le col. M. le docteur Courty, qui l'emploie, mais dans certains cas seulement, lui préfère en général la ligature très-lentement serrée. Voici du reste comment il s'exprime à ce sujet à la page 894 de son *Traité des maladies de l'utérus* : « J'ai pu maintes fois, en me servant d'un fil métallique et d'un bon serre-nœud au lieu d'une chaîne et d'un écraseur, et en opérant la constriction lentement par

[1] Rognetta. *Annales de thérapeutique*, 1845-46, p. 488.

des tours de vis répétés de quart d'heure en quart-d'heure, pratiquer la section du col en une journée, sans avoir besoin de chloroformiser la malade, et sans déterminer la moindre hémorrhagie. On peut même faire durer la section plus longtemps sans inconvénient, pourvu qu'on ait le soin, comme dans le cas d'application simple de la ligature ulcérative, de faire de temps en temps dans la journée des injections détersives. »

En 1821, la galvanocaustique thermique fut employée par Récamier et Pravaz pour détruire le cancer du col de l'utérus[1].

En 1857, Middeldorpf adressa à la Société de chirurgie un mémoire sur la galvanocaustique, dans lequel il signale l'emploi de ce mode de cautérisation pour les affections carcinomateuses du col : « C'est encore, écrivait-il, au moyen de l'anse coupante[2] que j'ai enlevé une énorme tumeur cancéreuse du col de l'utérus. On fit des injections froides pendant l'opération pour empêcher le rayonnement de la chaleur. La plaie se cicatrisa et la malade délivrée des hémorrhagies et de la suppuration ichoreuse qui l'épuisaient, reprit promptement ses forces ; mais elle mourut plus tard d'une récidive. »

Dans une discussion qui eut lieu à la Société obstétricale de Londres en 1861, M. le docteur Robert Ellis rapporta le fait suivant, tiré de sa pratique : Une dame de la province souffrait depuis plusieurs années d'une tumeur fongueuse du col de l'utérus, qui avait été traitée sans succès par le caustique lunaire. Consulté ultérieurement, notre confrère pratiqua d'abord l'ablation de la tumeur au moyen d'une ligature appliquée à sa base et fortement serrée ; puis, lorsque cette tumeur fut tombée, il en cautérisa très-énergi-

[1] Duchenne, de Boulogne. *Loc. cit.*

[2] Middeldorpf désigne par anse coupante le sécateur galvanique.

quement le point d'implantation avec son galvanocautère en porcelaine. La malade retourna chez elle bien portante, et vécut plusieurs années encore sans éprouver aucun symptôme de son ancienne maladie.

En 1862, le docteur Grünewaldt (de Saint-Pétersbourg), faisant connaître les résultats de sa pratique en gynécologie, rapporte qu'il avait détruit par la galvanocaustique thermique une grosse tumeur cancéreuse du col utérin. L'opération, faite en plusieurs séances, eut pour résultat d'arrêter la marche de la maladie.

Depuis 1852 j'ai eu d'assez fréquentes occasions d'employer la galvanocaustique thermique dans le traitement des engorgements avec ulcération du col de l'utérus. Je me proposais d'utiliser également ce mode de cautérisation dans le traitement du cancer; mais cette affection, chez les femmes qui me furent adressées, avait pris de tels développements, qu'il n'était plus permis d'entreprendre un traitement chirurgical pour la combattre. Pour les autres malades, en petit nombre d'ailleurs, il me fut impossible de déterminer d'une manière assez rigoureuse les limites du mal pour pratiquer l'amputation du col. Ce fut dans ces dernières années seulement que j'eus l'occasion de pratiquer les opérations que je vais rapporter.

OBSERVATION I

TUMEUR CANCÉREUSE IMPLANTÉE SUR LA LÈVRE POSTÉRIEURE DU COL DE L'UTÉRUS ; ABLATION FAITE AVEC LE SÉCATEUR GALVANIQUE ; CICATRISATION.

Le 16 février 1867, M. le docteur de Langenhagen me pria d'examiner Mme L..., affectée d'un cancer de l'utérus. Le toucher me permit de constater la présence d'une tumeur cancéreuse en forme de chou-fleur, volumineuse, implantée sur le col de l'utérus. Cette dame, âgée de quarante-six ans, d'un tempérament nerveux, n'avait pas eu d'enfant. Elle avait des pertes utérines très-abondantes depuis deux années. Les ganglions de l'aine gauche étaient engorgés et plus durs que ceux du côté droit.

Consulté dix-huit mois auparavant, notre confrère avait trouvé déjà une tumeur grosse comme un œuf de poule implantée sur le col de l'utérus. Chaque époque menstruelle durait de dix à quinze jours, pendant lesquels la malade perdait une grande quantité de sang. Entre ces hémorrhagies, elle avait un écoulement blanc d'une odeur caractéristique. Des injections astringentes de toutes espèces, le repos sur un canapé, des tampons imbibés de perchlorure de fer, et enfin des cautérisations avec le *fer rouge* employées successivement n'eurent qu'un effet momentané. La tumeur augmenta de volume ; les hémorrhagies continuant amenèrent un état d'anémie profonde, et la santé s'altéra de plus en plus. Ce fut alors que connaissant les succès que j'avais obtenus en me servant de la galvanocaustique thermique pour l'ablation de tumeurs utérines, et pensant que de la sorte on pourrait peut-être enrayer la marche de l'affection et arrêter les hémorrhagies qui ne devaient pas tarder à amener une issue fatale, M. le docteur de Langenhagen me pria de vouloir bien examiner sa malade.

Comme la tumeur était implantée sur le col de l'utérus, et qu'il n'existait aucune trace d'affection carcinomateuse dans le vagin, je pensai que la galvanocaustique thermique serait, dans ce cas, le meilleur mode d'ablation, et qu'en l'employant, on pourrait arrêter les pertes utérines et retarder la mort de la malade. Il fut convenu que l'opération aurait lieu après la première époque menstruelle.

Le 7 mars, assisté par MM. les docteurs Chaillou et de Langenhagen, je fis placer la malade sur le bord d'un lit de fer garni de deux matelas et d'une alèse, les pieds dans deux chaises comme pour l'examen au spéculum : je saisis le pédicule de la tumeur dans l'anse de mon sécateur galvanique ; puis je plaçai deux valves en buis dans le vagin pour isoler la canule double de l'instrument des parties voisines, et je les confiai aux assistants. Le sécateur fut mis en rapport avec une pile Grenet. J'opérai assez lentement la section, l'appareil ne fournissant qu'un faible courant électrique, de sorte que l'ablation eut lieu par écrasement et cautérisation, ce qui me donna un peu de sang. La tumeur enlevée, je nettoyai soigneusement le vagin avec de petits tampons de coton, et Mme L... se plaça dans son lit. Une couche de collodion fut appliquée sur toute la surface de l'abdomen ; du bouillon pour toute nourriture.

Le soir la malade avait de la fièvre et elle ressentait des douleurs dans la fosse iliaque gauche. La serviette placée entre les cuisses était tachée de sérosité sanguinolente.

Le 8 au matin, Mme L... nous dit qu'elle n'avait pas dormi. Taches rosées sur la serviette placée entre les cuisses. Bouillon. Dans la soirée, j'appris que la malade avait eu de la fièvre depuis 2 heures jusqu'à 7. Un gramme de sulfate de quinine en quatre pilules. Pendant les dix jours suivants la malade eut une fièvre quotidienne, que notre confrère continua de traiter par le sulfate de quinine. Les taches observées sur la serviette placée entre les cuisses furent successivement séreuses et séro-purulentes.

Le 21, les règles parurent et furent peu abondantes.

Le 26, j'examinai Mme L... avec mon confrère, et nous pûmes constater que la tumeur avait été enlevée au ras de la lèvre postérieure. Je cautérisai la plaie à l'intérieur du col avec de l'acide chromique pur.

Le 28, la malade se trouvant très-bien, il lui fut permis de se lever et de reprendre graduellement son genre de vie habituelle.

Trois autres cautérisations avec l'acide chromique, mélangé d'une partie égale d'eau distillée, furent faites sur le col dans le courant du mois d'avril. Vers le milieu du mois de mai notre confrère put constater que la cicatrisation du col était complète. Mais, ultérieurement, l'affection envahit les ganglions du bassin, et la malade succomba le 14 juillet 1868. M. le docteur de Langenhagen, qui avait continué de donner des soins à Mme L..., m'a assuré qu'elle n'avait plus eu de pertes depuis l'opération, et que le col était resté sain jusqu'à la mort.

Lorsque je fus appelé à donner mes soins à Mme L..., l'altération profonde de sa constitution, ainsi que le développement de l'affection en dehors de nos limites d'action, ôtaient tout espoir de guérison. Le seul résultat à espérer de l'intervention chirurgicale, que je proposais, était la cessation d'hémorrhagies qui ne pouvaient pas tarder à amener la mort.

Sous ce rapport, l'ablation de la tumeur telle que je l'ai pratiquée, a pleinement justifié l'emploi de la galvanocaustique thermique, puisque, depuis l'opération, les pertes ont complétement disparu.

J'ai noté la persistance de la fièvre intermittente qui a paru le second jour, et l'usage prolongé que mon confrère a dû faire du sulfate de quinine. Mme L... avait, du reste, une prédisposition à cet accident-là, car elle me dit qu'il s'était produit chaque fois qu'on l'avait cautérisée au fer rouge.

OBSERVATION II

TUMEUR ÉPITHÉLIALE DE LA LÈVRE ANTÉRIEURE DU COL DE L'UTÉRUS ; ABLATION FAITE AVEC LE SÉCATEUR GALVANIQUE ; CICATRISATION.

Mme G..., née à Biache (Pas-de-Calais), âgée de trente-six ans, a perdu son père et sa mère d'une congestion cérébrale. Douée d'une bonne constitution, quoique lymphatique, elle a vu ses règles paraître à l'âge de quinze ans, et depuis lors elles ont été régulières ; mais cependant, le plus souvent, elles ont été accompagnées de douleurs. Mariée à l'âge de vingt-sept ans, elle n'a jamais eu de grossesse, et depuis cette époque l'écoulement menstruel a diminué.

Il y a cinq ans, cette dame consulta un médecin pour un écoulement blanc assez abondant. L'examen qui fut fait, permit de constater la présence d'une petite tumeur implantée sur le col de l'utérus. Il en prévint Mme G..., qui se borna à faire des injections légèrement astringentes.

Au commencement de 1867, elle fit un voyage dans l'ouest de la France. A son retour, elle s'aperçut que l'écoulement, devenu beaucoup plus abondant, avait de l'odeur. Les douleurs qu'elle ressentait de temps à autre entre les époques étaient aussi plus vives. Alarmée de ce changement, elle fit, le 18 mars, demander M. le docteur Maurel, qui lui prescrivit de continuer les injections astringentes, lui conseilla le repos, et pratiqua plusieurs cautérisations avec le nitrate d'argent et le caustique de Filhos.

Le 5 juin, M. le docteur Maurel pria le docteur Amussat fils de lui donner son opinion sur l'affection de Mme G..., dont les règles avaient cessé depuis la veille. L'exploration avec le doigt, et l'examen au spéculum, lui permirent de constater la présence d'une tumeur assez volumineuse implantée sur la lèvre antérieure du col de l'utérus. Les cautérisations faites antérieurement n'ayant pas amené de changement notable dans l'état de la tumeur, M. le docteur Amussat proposa à son confrère d'en faire l'ablation au moyen de la galvanocaustique thermique. Cette proposition ayant été acceptée, il fut convenu qu'on laisserait la malade se reposer quelques jours avant de pratiquer l'opération. A la suite de cet examen, Mme G... éprouva des douleurs dans l'abdomen et du ballonnement, lesquels disparurent par le repos au lit et l'application de cataplasmes laudanisés.

Le 10, il n'existait plus dans le vagin qu'un peu de sensibilité et de chaleur.

Le 12, son état était assez bon pour que l'opération fût fixée au lendemain.

Le 13, à 9 heures, étant placée sur le bord d'un lit de fer dans la position usitée pour l'examen au spéculum, Mme G... fut soumise aux inhalations de vapeurs de chloroforme par M. le docteur Halu.

Assisté de M. le docteur Maurel, M. le docteur Amussat plaça le fil de platine au niveau de l'insertion de la tumeur. Le sécateur une fois mis en rapport avec une pile de Grenet, il pratiqua l'ablation au moyen de la galvanocaustique thermique, sans avoir d'écoulement sanguin. L'opération terminée, Mme G... se mit dans son lit. Une couche de collodion fut appliquée sur l'abdomen, et un sac de baudruche placé dans le vagin jusqu'au col, en recommandant d'y introduire régulièrement de petits morceaux de glace.

Dans l'après-midi, la malade se trouvant très-bien, on supprima l'introduction de la glace dans le vagin et on lui permit de prendre du bouillon.

Le 14, Mme G... n'a pas bien dormi ; 84 pulsations. Prendre chaque soir une pilule de 1 centigramme d'extrait thébaïque.

Le 15, taches rosées sur la serviette placée entre les cuisses ; potages légers. Entretenir la couche de collodion sur l'abdomen.

Le 16, taches séro-purulentes et matières ayant une assez forte odeur.

Les 17, 18 et 19, taches sanguines sur la serviette ; la malade croit avoir ses règles ; elle a sali six serviettes dans les vingt-quatre heures.

Le 20, écoulement séreux clair ; abdomen parfaitement bien ; suppression du collodion ; l'alimentation est augmentée.

Le 27, la malade est très-bien ; elle dit ressentir de petites coliques dans le bas-ventre.

Le 4 juillet, les règles paraissent comme à l'ordinaire et elles durent trois jours.

Le 8, nos confrères conseillent à la malade de se lever et de reprendre graduellement son genre de vie habituel.

La tumeur enlevée chez cette malade était charnue, rouge, d'une consistance assez ferme. Elle avait la forme et le volume que l'on voit dans les figures ci-dessous :

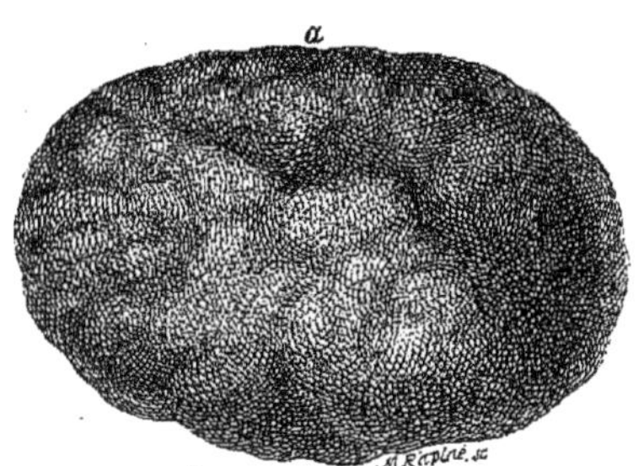

a

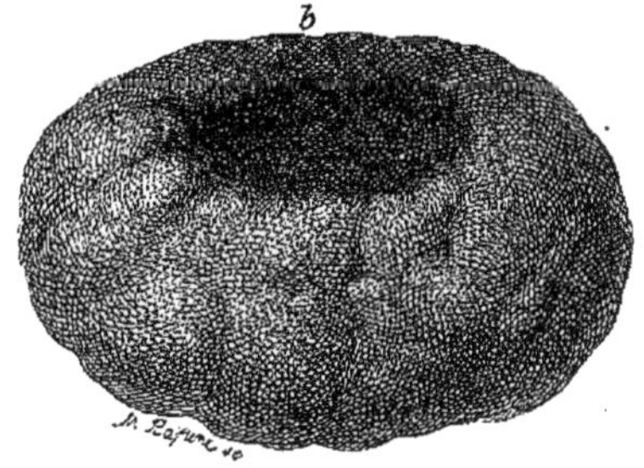

b

Cette néoplasie végétante était cancéreuse. Elle serait devenue dans un avenir peu éloigné, fongueuse, saignante, et eût amené des désordres mortels.

Le 22, MM. Amussat et Maurel examinèrent Mme G... et trouvèrent dans la lèvre antérieure un noyau dur, squirrheux, servant de base à la tumeur enlevée. Une légère cautérisation au nitrate d'argent fut pratiquée seulement, les règles ne devant pas tarder à venir. Il fut alors convenu que, pour assurer le succès de l'opération, il fallait faire disparaître ce noyau. M. le docteur Amussat proposa d'employer l'électrolyse ; mais la malade, effrayée à l'idée d'un appareil nouveau, pria ses médecins d'employer un autre moyen si cela était possible. Il fut décidé qu'on se servirait du caustique de Filhos, d'après le procédé d'Amussat.

Le 30, après les règles, le noyau de la lèvre antérieure fut cautérisé avec un bâton de caustique Filhos, découvert longitudinalement dans le tiers de sa circonférence, et, dans une étendue de 2 centimètres 1/2 environ, introduit dans le col et maintenu pendant quelques minutes.

La lèvre antérieure fut cautérisée de la même façon le 5 septembre et le 3 octobre. Après chaque cautérisation, la malade dut garder le lit pendant une semaine, quoiqu'il ne survînt aucun accident.

Au mois de décembre nos confrères constatèrent la disparition de la tumeur. Le col était cicatrisé et avait sensiblement diminué de volume.

Au mois d'août 1869, Mme G... vint voir M. le docteur Amussat qui put s'assurer que le col était sain et que rien ne faisait craindre de récidive[1].

J'ai examiné cette malade il y a deux ans et j'ai pu m'assurer que la tumeur épithéliale que j'avais enlevée ne s'était pas reproduite ; de plus, d'après des nouvelles assez récentes, elle jouit toujours d'une bonne santé.

OBSERVATION III

TUMEUR ENCÉPHALOÏDE DE LA LÈVRE ANTÉRIEURE DU COL DE L'UTÉRUS ; AMPUTATION DU COL FAITE AVEC LE SÉCATEUR GALVANIQUE ; CICATRISATION.

Mme C..., née à Lagny (Seine-et-Marne), âgée de trente ans, d'un tempérament sanguin-lymphatique, a perdu sa mère et sa grand'mère

[1] Castiau, *Loc. cit.*

d'une affection cancéreuse de l'utérus ; son père jouit d'une bonne santé. Les règles, venues sans difficulté à l'âge de quatorze ans, furent généralement assez abondantes. Mariée à seize ans, elle n'a jamais eu de grossesse. Pendant qu'elle demeura en ménage, ce qui dura dix ans, elle eut de grandes fatigues à supporter, et éprouva de vifs chagrins ; aussi vit-elle ses règles diminuer, éprouver quelquefois du retard, et elle commença à prendre de l'embonpoint.

En 1866, elle perdit son mari. Dix mois après, elle était placée dans un des hôtels les plus fréquentés de Paris, où elle était préposée à la direction de la lingerie. Peu de temps après son entrée à l'hôtel, elle employa durant six semaines une machine à coudre, et elle fit un travail excessif. Dès lors apparurent des pertes utérines séro-purulentes et sanguines, peu abondantes d'abord, mais bientôt de plus en plus fortes, et à ce point, que plusieurs mois avant l'opération elle salissait une chemise par jour, et était dans l'obligation de changer tous les jours de draps de lit. Ces pertes étaient séro-purulentes d'une manière continue ; mais plusieurs fois par jour, la malade avait, sans cause appréciable, un écoulement de sang pur qui durait quelques minutes et s'arrêtait tout seul. Ces hémorrhagies l'affaiblirent au point de ne lui permettre de remplir ses fonctions, d'ailleurs fatigantes, que d'une manière très-incomplète. Pas de douleurs dans l'utérus. Elle consulta M. le docteur Baret, qui essaya d'arrêter les pertes et de relever les forces par un régime approprié. La médication employée n'ayant pas amené de changement notable dans l'état de Mme C..., notre confrère pria M. le docteur Amussat fils de vouloir bien l'examiner avec lui. C'était le 18 juillet 1868, immédiatement après la cessation des règles, qui, depuis que la malade avait des métrorrhagies continuelles, étaient peu abondantes.

M. le docteur Amussat constate un développement assez considérable de la lèvre antérieure, borné par un sillon donnant assez exactement à cette partie la forme du gland du pénis. Elle est mamelonnée avec une saillie antéro-postérieure plus considérable.

D'après cet examen et en tenant compte des antécédents maternels, nos confrères pensèrent qu'il s'agissait d'une tumeur cancéreuse dont l'ablation devait avoir lieu sans retard. Le galvanisme leur paraissant devoir être préféré au bistouri et à l'écraseur, il fut convenu qu'on emploierait le sécateur galvanique.

Le 22 juillet, à 10 heures du matin, M. le docteur Amussat fit d'abord placer Mme C... sur le dos, dans la position usitée pour l'examen au spéculum. Mais cette position ne lui paraissant pas favorable pour suivre l'opération, il la fit placer sur les genoux, avec les coudes appuyés sur des oreillers, et il introduisit le spéculum de Sims, qu'il confia au docteur Baret; plaçant alors le fil de platine monté sur le sécateur galvanique autour du col, dans le sillon signalé plus haut, il glissa sous la canule double une valve en buis qui fut confiée à un autre assistant. Le sécateur fut mis en rapport avec une pile Grenet, et le chirurgien opéra lentement la section du col. On enleva ensuite avec de petits tampons de coton le sang qui avait suinté pendant ces différentes manœuvres. Il y en avait à peu près une cuillerée à bouche.

L'opération terminée, Mme C... se mit dans son lit. Tout l'abdomen fut recouvert d'une couche de collodion élastique, et par-dessus on plaça une vessie contenant des fragments de glace. Repos absolu, et du bouillon pour toute nourriture.

A 2 heures, Mme C... était bien, mais il y avait de l'ischurie.

Le soir, elle avait uriné : pas de tension de l'abdomen, pas d'écoulement sanguin. Potion avec le sirop diacode pour la nuit.

Le 23, Mme C... était bien, mais elle avait eu une crise nerveuse dans la nuit, pendant une heure environ; 76 pulsations; bouillon pour toute nourriture. A 2 heures, taches séreuses et grisâtres sur la serviette; abdomen souple et indolore; 84 pulsations.

Le 24, quelques taches séreuses légèrement rosées sur la serviette; 82 pulsations; potages légers.

Le 25, on renouvelle le collodion, et on supprime la glace, l'abdomen étant dans un état complétement satisfaisant. Garde-robe; absence d'écoulement.

Le 26, quelques taches séreuses, brunâtres sur la serviette; 82 pulsations; la malade va bien. Augmenter la nourriture.

Le 27, crise nerveuse légère; un peu de dysurie; 86 pulsations; abdomen souple et indolore.

Le 28, taches brunâtres sur la serviette; abdomen parfaitement bien. On réapplique une couche de collodion; et on augmente l'alimentation.

Taches brunâtres ayant de l'odeur sur la serviette; garde-robe.

Le 30, taches séro-purulentes sur la serviette, abdomen souple et indolore. On réapplique une couche de collodion; selle liquide; augmenter la nourriture.

Le 31, inappétence; 78 pulsations; diète. Il vient quelques caillots fusiformes en urinant, et il y a des taches séro-sanguinolentes sur la serviette. M. le docteur Amussat fait enlever l'oreiller sur lequel Mme C... reposait sa tête, et le fait placer sous le bassin. De plus, il lui recommande d'uriner rarement, les caillots ne venant que pendant la miction. A 9 heures du soir, le sang a complétement disparu.

Le 1er août, taches grisâtres sur la serviette ; l'abdomen est parfaitement bien ; on augmente la nourriture et on réapplique une couche de collodion.

Le 2, la malade va parfaitement bien ; quelques taches séro-purulentes sur la serviette.

Le 3, même état ; 80 pulsations.

Le 4, état général bien satisfaisant ; 76 pulsations ; abdomen toujours très-bien. Taches séro-purulentes sur la serviette.

Le 6, même état ; on permet à la malade de se lever.

A dater de ce jour, Mme C... reprit peu à peu ses occupations, en ayant soin d'éviter la fatigue.

Le 10, l'examen au spéculum permit à nos confrères de constater que la plaie résultant de la cautérisation avait un très-bon aspect, et que les bourgeons charnus qui la recouvraient étaient de bonne nature.

Le 18, nos confrères apprennent que la malade a eu ses règles pendant trois jours, et qu'elle a sali quinze serviettes.

La figure ci-après représente la portion du col amputée, dessinée immédiatement après l'opération. Quelques jours après elle fut

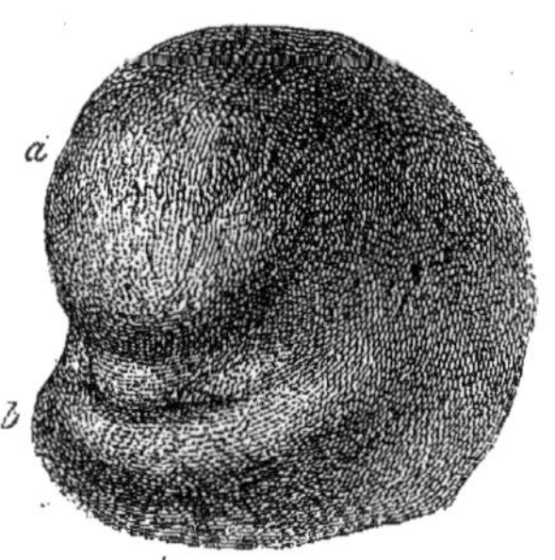

remise à M. le professeur Robin, en le priant de vouloir bien l'examiner au microscope. Notre savant confrère a fait savoir : *que c'était une tumeur encéphaloïde, ayant pour point de départ les glandes sébacées des follicules pileux de la lèvre.* Ainsi s'est trouvé confirmé le diagnostic porté par MM. Baret et Amussat, en se basant sur l'examen attentif du col, ainsi que sur les antécédents maternels de la malade.

S'étant aperçu que le spéculum de Sims en métal s'était un peu échauffé par le rayonnement du calorique, M. le docteur Amussat a fait fabriquer par MM. Robert et Collin un spéculum tout en bois, destiné à ne pas avoir cet inconvénient.

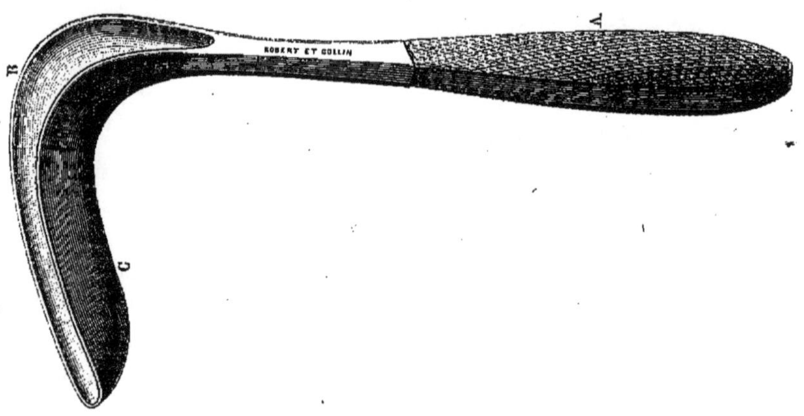

Au mois de septembre nos confrères ont examiné la malade au spéculum et ont constaté la cicatrisation complète du col. Il existait à l'orifice une petite couronne rosée, mamelonnée, formée par la membrane interne, souple et saine.

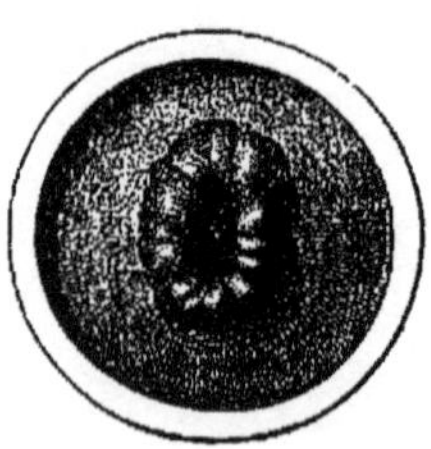

Au mois de janvier 1870, M. le docteur Amussat a revu Mme C... et s'est assuré que le col était toujours dans le même état. Elle n'a eu aucune perte depuis son opération, et les menstrues sont toujours régulières, mais peu abondantes[1].

[1] Castiau, *Loc. cit.*

En 1872, j'ai appris que cette malade était assez souffrante, et depuis lors je n'ai plus eu de ses nouvelles.

Le diagnostic de cette affection du col étant bien établi, et l'emploi de la galvanocaustique accepté, trois procédés s'offraient à moi pour faire disparaître la portion dégénérée :

1° L'escharification de la tumeur par la galvanocaustique chimique ;

2° L'abaissement de l'utérus, et l'amputation du col avec le bistouri galvanique ;

3° L'ablation avec le sécateur galvanique, telle que je l'ai pratiquée.

La galvanocaustique chimique, n'étant pas un mode de cautérisation rapide, eût été trop douloureuse pour pouvoir, sans l'emploi du chloroforme, être supportée pendant le temps nécessaire à la destruction d'une tumeur du volume de celle que portait Mme C... Je pense qu'il est convenable de réserver ce mode de cautérisation pour les cancroïdes à base peu épaisse, quand on ne juge pas l'amputation nécessaire pour être assuré de dépasser les limites de l'affection.

Pour le cas de Mme C..., j'avais songé un moment à l'amputation du col avec le bistouri galvanique ; mais la nécessité d'abaisser fortement l'utérus m'a déterminé à y renoncer.

L'ablation avec le sécateur galvanique, vu la délimitation exacte de la tumeur, offrait donc les avantages de la rapidité d'exécution, d'une douleur moindre, et enfin la possibilité d'opérer sur place, sans faire subir aucun mouvement à l'organe. Telles sont les considérations qui m'ont déterminé à donner à ce procédé la préférence sur les autres.

Du reste, les trois procédés galvaniques applicables aux affections cancéreuses du col répondant à des indications différentes, c'est au chirurgien à choisir celui qui convient le mieux au cas qui se présente.

J'ai fait prendre à la malade une position peu usitée pour les opérations que l'on pratique sur l'utérus ; mais après y avoir bien réfléchi et avoir essayé les autres, j'ai trouvé que celle-là était la plus favorable pour ce cas particulier. Si j'avais été dans l'obligation d'employer le chloroforme, j'aurais fait placer la malade sur le côté. Du reste, l'opération, au dire de Mme C..., n'a pas été très-douloureuse et elle l'a parfaitement bien supportée.

Cette opération est, je crois, le premier cas d'amputation du col de l'utérus pour un cancer de cet organe. Antérieurement la même opération a été pratiquée avec succès pour l'allongement hypertrophique du col par MM. Braunn (de Vienne), Grünewaldt (de Saint-Pétersbourg) et Kuechen Meister (de Dresde). Au mois d'octobre 1869, mon savant confrère et ami, M. le docteur Péan, a eu l'occasion de pratiquer l'amputation du col de l'utérus dégénéré, en se servant d'un sécateur galvanique particulier fait par M. Mathieu, sur les indications de M. le docteur Chéron.

OBSERVATION IV

VÉGÉTATIONS FONGUEUSES DE L'UTÉRUS ; AMPUTATION DU COL FAITE AVEC LE SÉCATEUR GALVANIQUE ; CICATRISATION DU VAGIN ; MARCHE CONTINUE DE L'AFFECTION DANS LE CORPS DE L'ORGANE.

Le 14 novembre 1869 je me rendis, avec M. le docteur Sergent, chez Mme C..., afin de tenter d'arrêter des pertes utérines abondantes, durant déjà depuis six mois et qui l'épuisaient. L'examen, que je fis avec mon confrère, nous permit de constater la présence de fongosités saignantes assez volumineuses, sortant du col en gerbe. Le vagin était sain jusqu'à une petite distance des végétations. La malade, âgée de quarante-deux ans, nous apprit qu'elle avait perdu sa mère à l'âge de cinquante-deux ans d'une affection pulmonaire; son père vit encore. Née en Normandie, mais de parents habitant Paris, elle fut réglée à treize ans, se maria à dix-sept et eut trois enfants.

Il y a quatorze ans, postérieurement à son dernier accouchement elle ressentit des douleurs dans l'utérus et eut des pertes blanches assez abondantes. Elle entra alors à l'hôpital Saint-Louis, dans le service de Malgaigne, et y resta sept mois. Depuis cette époque elle vit ses règles augmenter graduellement et durer de plus en plus longtemps. Au mois de mai 1869, l'écoulement sanguin devint continu, et depuis lors cet état ne put être modifié par les moyens employés ordinairement.

L'examen que j'avais fait me détermina à tenter une cautérisation centrale du tissu fongueux, espérant qu'il n'intéressait que l'intérieur du col de l'utérus.

Le 17, assisté par M. le docteur Sergent, je cautérisai le tissu fongueux avec un galvanocautère en forme de coin. Cette opération ne fut suivie d'aucune espèce d'accidents, et j'espérais qu'en continuant dans cette voie je parviendrais à tarir la source des hémorrhagies.

Le 16 décembre j'examinai Mme C... avec mon confrère, et j'eus le regret de constater la reproduction complète des tissus fongueux que j'avais détruits. Je proposai alors l'amputation du col, qui fut acceptée.

Le 19, assisté par M. le docteur Sergent, je pratiquai l'amputation du col au moyen de la galvanocaustique thermique de la manière suivante : la malade se plaça sur un lit de fer garni de deux matelas et d'une alèze, les pieds dans deux chaises, comme pour l'examen au spéculum. Je saisis le col à sa base dans l'anse du sécateur galvanique ; j'isolai l'instrument du vagin avec deux valves cylindriques en bois, et quand le fil fut bien placé et suffisamment serré, je le mis en rapport avec les réophores d'une pile électrique, puis j'opérai lentement la section des tissus. L'écoulement sanguin résultant des différentes manœuvres fut insignifiant.

Dans le but d'atteindre le mal jusqu'au fond du col, je fis, le 23, une cautérisation centrale avec un galvanocautère en porcelaine.

Le 25 Mme C... eut ses règles.

La cicatrisation du vagin et le rétrécissement de l'orifice du col marchant rapidement, j'eus recours, le 30 janvier 1870, à la galvanocaustique chimique pour détruire les bourgeons fongueux développés principalement sur le fond de la paroi postérieure du col.

Le 20 février, l'examen au spéculum nous permit de constater au fond du vagin un orifice linéaire d'environ 1 centimètre 1/2 de long, dans lequel on apercevait des granulations dont la nature nous parut douteuse, mais non fongueuse. Le vagin était du reste parfaitement sain jusqu'à cet orifice. Depuis l'amputation du col les pertes avaient presque entièrement disparu, et j'aurais eu beaucoup d'espoir, si la malade n'eût accusé des douleurs dans la matrice, qui me parut plus volumineuse que lorsque je vis Mme C... pour la première fois. Ces douleurs et le volume plus considérable de l'organe me firent craindre de ne pas avoir atteint les limites du mal. Ne pouvant les déterminer exactement, je proposai à mon confrère d'ajourner toute nouvelle intervention chirurgicale. Jusqu'au milieu du mois d'août, Mme C... ressentit des douleurs assez vives dans l'utérus, et n'eut qu'à de rares intervalles de petits écoulements sanguins en dehors de ses règles. Depuis cette époque les pertes devinrent presque continues, mais peu abondantes, lorsqu'elle gardait le repos horizontal.

Le 16 octobre 1870, j'ai examiné Mme C... et j'ai constaté une augmentation otable du volume de l'utérus, bosselé surtout du côté du vagin, qu'il refoulait en avant. Celui-ci était sain jusqu'à l'orifice utérin, dont la forme était oblongue et irrégulière, et duquel il ne sortait plus de végétations fongueuses.

Mme C... succomba l'année suivante.

Comme on a pu le voir en lisant cette observation, les opérations que j'ai pratiquées n'ont pas arrêté la marche de l'affection, et cependant j'espérais bien que l'amputation du col suivie de deux cautérisations centrales me permettrait d'atteindre les limites du mal. L'ablation avec évidement du col, en employant le bistouri galvanique, eût-elle donné un meilleur résultat? Dans un cas semblable je me déciderais peut-être à y avoir recours, quoiqu'il me répugne beaucoup d'abaisser l'utérus suffisamment pour pouvoir pratiquer cette opération.

OBSERVATION V

TUMEUR CANCÉREUSE DE L'UTÉRUS; AMPUTATION DU COL FAITE AVEC LE SÉCATEUR GALVANIQUE; CICATRISATION.

Le 26 avril 1870, M. le docteur Cahours me pria d'examiner une dame ayant une tumeur cancéreuse de l'utérus, et de m'assurer s'il était possible d'en faire l'ablation, et d'enrayer ainsi la marche de cette fatale maladie. Mme M..., née à Mâcon, âgée de quarante-deux ans, nous rapporta que sa mère était morte d'un ulcère à la matrice, et que son père avait succombé à la suite d'une pneumonie. Réglée à douze ans, elle devint enceinte à seize ans et demi, et accoucha d'un enfant mort; à 18 ans, seconde grossesse, naissance d'un garçon qui vit. Elle vint à Paris à l'âge de vingt ans, et n'a pas eu d'autre grossesse. En 1850 elle eut une pneumonie, dont elle guérit bien, et depuis lors elle a joui d'une assez bonne santé. Ses règles cessèrent à l'âge de trente-six ans à la suite d'émotions très-vives, et depuis elle eut des pertes blanches beaucoup plus abondantes qu'auparavant; de plus, chaque hiver elle souffrit de bronchites difficiles à guérir.

Au commencement du mois d'octobre 1869, l'écoulement blanc devint tellement abondant, qu'elle salissait une serviette le jour et une la nuit, et qu'elle était obligée de changer tous les jours de chemise et de draps; de plus, cet écoulement prit une très-mauvaise odeur. Elle remarqua en outre que, lorsqu'elle touchait l'utérus avec la canule de la seringue, ou lorsqu'elle avait des rapports avec son mari, il y avait du sang à sa chemise. Comme elle n'éprouvait aucune douleur dans le bas-ventre, elle se contenta de faire différentes injections astringentes, espérant parvenir ainsi à tarir et à désinfecter ses pertes blanches. Au mois d'avril 1870, ne voyant aucun changement dans son état, elle se décida à consulter M. le docteur Cahours. Notre confrère, l'ayant touchée, trouva une tumeur du col, et désira savoir si une intervention chirurgicale pouvait avoir des chances de succès.

L'examen que je fis m'ayant appris qu'il existait une tumeur cancéreuse du col, au-delà de laquelle on sentait une bande de tissu paraissant encore sain, je pensai qu'il était possible d'en tenter l'ablation, avec l'espoir d'enrayer la marche de l'affection.

Le 30, assisté par MM. les docteurs Cahours et Jaubert, je fis placer la malade sur une chaise longue, les pieds sur deux tabourets élevés, comme pour l'examen au spéculum. Je saisis la partie saine du col dans l'anse métallique du sécateur galvanique, j'isolai l'instrument du vagin avec deux valves cylindriques en buis, que je confiai à M. le docteur Jaubert, et quand le fil fut suffisamment serré, je le mis en rapport avec les réophores d'une pile Grenet, puis j'opérai lentement la section des tissus. La quantité de sang mêlé de sérosité résultant des manœuvres peut être évaluée à environ deux cuillerées à bouche.

L'opération terminée, je recouvris l'abdomen d'une couche de collodion, et par-dessus je fis placer une vessie contenant quelques fragments de glace. Dans l'après-midi la malade se plaignant de coliques, je fis supprimer la glace.

La figure ci-jointe représente la tumeur enlevée, dessinée immédiatement après l'opération. M. le docteur Homolle, ayant bien voulu l'examiner au microscope, m'a dit qu'elle était constituée par du tissu cancéreux.

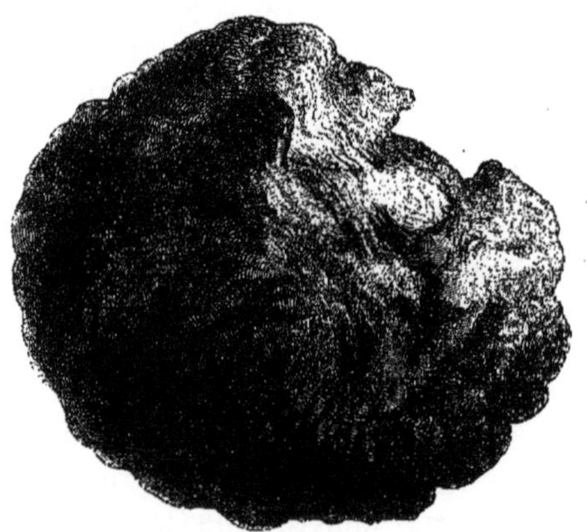

Les deux premiers jours il y eut un écoulement séreux avec un peu d'odeur.

Le 3 mai, sans cause connue, il survint un écoulement sanguin que M. le docteur Cahours arrêta immédiatement avec des bourdonnets de coton imbibés d'une solution de perchlorure de fer. La malade, d'un caractère très-entier, voulut que le collodion fût remplacé par une flanelle imbibée d'eau de sureau tiède.

Le 4, douleurs dans la région utérine et dans la fosse iliaque gauche ; 120 pulsations.

Le 5, je fis changer la malade de lit, et je retirai les bourdonnets de coton. Le ventre, étant plus sensible et ballonné, fut recouvert d'une couche d'onguent hydrargire et de cataplasmes.

Le 6, les symptômes de métro-péritonite s'accentuant davantage, je fis recouvrir l'abdomen d'une solution de gomme arabique très-épaisse, qui fut saupoudrée de poudre d'amidon, d'après la méthode du docteur de Robert de Latour. Je recommandai d'entretenir soigneusement cette couche d'amidon gommé, et de remplir de suite les fissures se produisant par la dessiccation.

Le 9, je fis appliquer un large vésicatoire sur l'épigastre. Le lendemain, trouvant une amélioration sensible dans l'état de l'abdomen, je consentis, suivant le désir de la malade, à revenir aux fomentations chaudes.

Le 12, l'abdomen ne donnait plus d'inquiétude ; la malade prenait avec plaisir et digérait bien trois légers potages par jour.

Le 25, Mme M... commença à se lever et à faire des injections alunées.

Le 27, j'examinai la malade au spéculum avec M. le docteur Cahours. La plaie résultant de l'amputation du col était couverte de bourgeons charnus de bonne nature. Il fut convenu que l'on placerait au bras gauche un vésicatoire, et qu'il serait entretenu jusqu'à nouvel ordre.

Au milieu du mois de juin, elle commença à se promener en voiture, et partit le 23 pour la campagne.

Le 12 juillet, l'examen au spéculum me permit de constater la cicatrisation complète du vagin, au fond duquel on voyait une petite ouverture circulaire conduisant dans la cavité utérine. Pendant son séjour à la campagne, Mme M... eut presque constamment une diarrhée qui l'affaiblit beaucoup. De retour à Paris, l'état du tube digestif s'améliora rapidement, et la malade put reprendre peu à peu ses occupations habituelles.

Le 16 octobre 1870 j'ai examiné Mme M... avec M. le docteur Cahours. Au toucher, on trouve un vagin terminé par un cul-de-sac, et le corps de l'utérus paraît moins volumineux que chez les femmes de son âge, probablement par suite de la disparition des règles depuis six ans. L'examen au spéculum permet de voir un vagin très-sain, et au fond du cul-de-sac l'orifice du col, de 2 à 3 millimètres de diamètre.

L'existence déjà ancienne d'un écoulement abondant, la tendance aux bronchites pendant les saisons froides et humides, me firent craindre qu'après la cessation des pertes blanches, les poumons ne devinssent le siége de phlegmasies plus fréquentes et plus difficiles à guérir. Dans le but d'y remédier, j'ai fait appliquer au bras gauche un vésicatoire, que l'on continue à entretenir, et quoique actuellement elle n'aperçoive que de rares taches sur sa chemise; elle nous a dit que, depuis que son exutoire fournissait une suppuration assez abondante, ses organes respiratoires étaient en très-bon état, tandis que les années précédentes, à pareille époque, elle toussait constamment[1].

Au mois de juin 1875, j'ai examiné Mme M..., et je me suis assuré qu'il n'y avait pas de récidive. Elle jouissait d'une bonne santé, et l'exutoire placé au bras gauche était toujours entretenu avec soin.

OBSERVATION VI

TUMEUR ÉPITHÉLIALE DE L'UTÉRUS; AMPUTATION DU COL FAITE AVEC LE SÉCATEUR GALVANIQUE; CICATRISATION.

Mme J..., âgée de quarante-sept ans, d'un tempérament sanguin et d'un embonpoint assez développé, a été réglée à dix-sept ans. Les menstrues furent généralement en retard de plusieurs jours, mais assez abondantes. Mariée à vingt ans, elle a toujours joui d'une bonne santé; en **1868**, il lui est apparu aux membres inférieurs de l'eczéma, qu'elle porte encore.

[1] *Union médicale,* 1871.

Au commencement du mois de septembre **1873**, elle vint me consulter pour des métrorrhagies durant depuis dix-huit mois environ. En l'examinant, je trouvai un épithélioma du col, n'ayant pas envahi les culs-de-sac du vagin ; la tumeur, bien limitée, me parut devoir être enlevée le plus tôt possible et la résection présenter des chances de succès. Il fut convenu qu'elle serait pratiquée après les règles.

Le **23**, assisté par MM. les docteurs Billaudeau, Lapeyrère et Lyon, je fis placer Mme J... sur le bord de son lit, les pieds dans deux chaises, et elle fut soumise aux inhalations de vapeurs de chloroforme par M. le docteur Poignet. Quand l'insensibilité fut complète, je saisis le col au-dessus de la tumeur dans l'anse métallique de mon sécateur galvanique, et je la serrai convenablement; puis j'isolai la canule double des parties voisines avec des valves en buis. Tout étant ainsi disposé, je mis le sécateur en rapport avec une pile chirurgicale, et je fis lentement l'amputation du col sans écoulement sanguin.

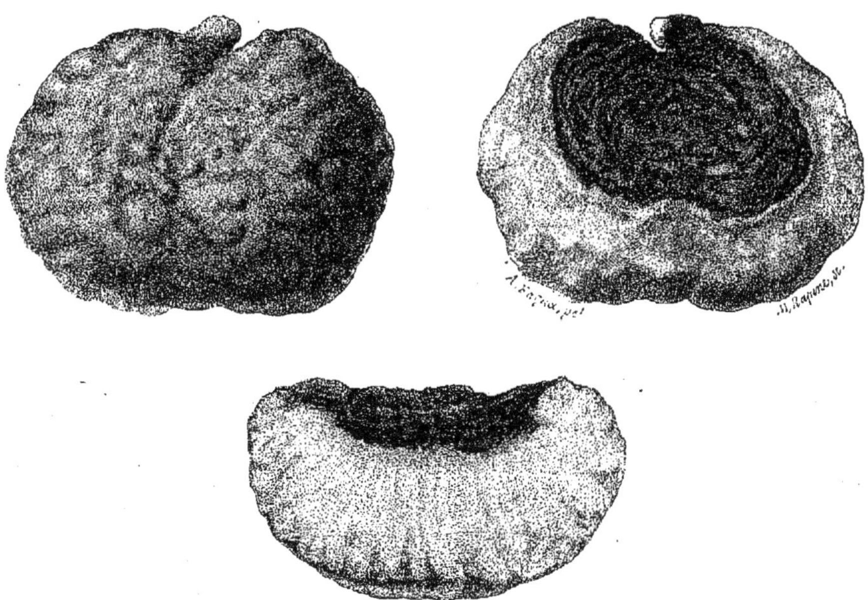

Le soir, la malade se plaignait d'avoir eu de la dysurie, puis elle avait uriné.

Le **24**, j'appris que Mme J... avait de la fièvre depuis la veille au soir ; le ventre était souple et indolore ; **120** pulsations ; cuisson à la petite lèvre gauche ; diète, boissons abondantes.

Le 25, je trouvai 100 pulsations et 38 degrés. Urine presque normale et encore un peu de dysurie ; cataplasmes de farine de riz sur la vulve ; potages légers.

Le 26, il y avait 84 pulsations et 37°5 ; une garde-robe dans la matinée ; la malade ayant de l'appétit, je lui accordai une alimentation plus substantielle.

Le 27, abdomen parfaitement bien ; quelques taches séro-sanguinolentes sur la serviette placée entre les cuisses ; 80 pulsations, 37°5.

Le 28, très-bien ; 70 pulsations ; augmenter l'alimentation.

Le 2 octobre, je constatai que les eschares étaient en voie d'élimination ; taches séro-purulentes sur la serviette.

Les règles parurent le 8, furent terminées le 11 et peu abondantes.

Le 14, je permis à l'opérée de se lever, de reprendre graduellement son genre de vie habituel, et je fis placer un vésicatoire au bras gauche.

Au commencement du mois de novembre, l'examen au spéculum me permit de constater dans le fond du vagin une cicatrice rosée. Il existait à l'entrée une petite plaie, suite de cautérisation, qui laissait écouler un peu de sérosité sanguinolente.

Au mois de mars 1874, Mme J... vint me voir ; le col était bien cicatrisé ; mais l'ulcération vaginale, toujours à vif, donnait un suintement purulent. Pensant qu'elle était entretenue par le frottement bi-quotidien de la canule de l'irrigateur, je fis cesser les injections, et quelque temps après, je constatai la cicatrisation de l'ulcération.

La canule double s'échauffant pendant la section du col, il est important de bien l'isoler des parties voisines, afin d'en éviter la brûlure. Malgré l'attention que j'apporte toujours à cet isolement, deux points ont été cautérisés, et il en est résulté dans le vagin une petite plaie qui, écorchée journellement par la canule dont la malade se servait pour faire ses injections, ne s'est cicatrisée que lorsque je les ai fait cesser. Pour se mettre à l'abri de ces cautérisations, il convient d'éviter le contact prolongé de la canule double avec une des valves en buis, ou de l'arroser avec de l'eau froide pendant l'opération.

OBSERVATION VII

TUMEUR ÉPITHÉLIALE DE L'UTÉRUS ; AMPUTATION DU COL FAITE AVEC LE SÉCATEUR GALVANIQUE ; CICATRISATION.

Mme G..., âgée de cinquante-trois ans, d'un tempérament lymphatique et nerveux, a perdu sa mère d'hémorrhagies utérines, et l'un de ses frères est mort à dix-huit ans d'un cancer à la tête.

Réglée à onze ans et demi, elle a toujours perdu peu de sang, et était ordinairement en avance de quatre ou cinq jours sur le mois. La ménopause a eu lieu en 1873. Mariée à vingt-huit ans, elle a eu deux enfants, qui sont morts. Elle habita l'Algérie depuis 1842 jusqu'en 1857 ; pendant son séjour en Afrique, elle a eu des fièvres intermittentes et une hépatite en 1855. Elle a perdu assez abondamment à ses époques pendant l'année 1872, et elle a eu de la leucorrhée dans les intervalles. Après la ménopause, les pertes blanches sont devenues de plus en plus abondantes.

Mme G... me fut adressée par M. le docteur Sergent jeune, au mois de mai 1874. En l'examinant, je trouvai une tumeur épithéliale du col utérin, du volume d'une châtaigne, bien limitée et n'ayant pas envahi les culs-de-sac du vagin. Il fut convenu que cette tumeur serait enlevée très-prochainement.

Le 19, la malade étant placée sur le bord de son lit, les pieds dans deux chaises, fut soumise aux inhalations de vapeurs de chloroforme par M. le docteur Jaubert. Quand l'insensibilité fut complète, j'abaissai assez facilement la tumeur jusqu'au niveau de la vulve, que j'aurais désiré lui faire franchir afin de placer une aiguille courbe en ivoire; mais ne pouvant y parvenir qu'en exerçant des tractions très-énergiques et, par conséquent en m'exposant à la péritonite, j'y renonçai. Je plaçai l'anse de mon sécateur au-dessus de la néoplasie, puis je laissai remonter l'utérus, et j'isolai la canule double avec des valves en buis, que je confiai à M. le docteur Sergent. Je pratiquai alors la section du col sans écoulement sanguin.

Le 20, je trouvai 110 pulsations, et la malade avait eu des transpirations abondantes, sans frissons ; elle se plaignait de ressentir dans l'abdomen un endolorissement que j'attribuai aux tractions exercées sur l'utérus ; cataplasmes *loco dolenti*; alimentation légère.

Le 23, il n'existait plus qu'un peu d'exacerbation dans l'après-midi ; 80 pulsations ; taches séreuses sur la serviette placée entre les cuisses ; continuer encore les cataplasmes sur l'abdomen, quoique l'amélioration soit marquée de ce côté.

Le 25, la fièvre avait disparu ; je constatai que les eschares étaient en voie d'élimination.

Le 3 juin et le 7 juillet, je cautérisai avec le caustique de Filhos des tissus de nature douteuse.

Le 5 août, la cicatrisation était complète ; je fis appliquer un vésicatoire au bras gauche.

Au mois de janvier 1875, j'ai revu Mme G..., et j'ai trouvé le col en très-bon état ; l'exutoire, placé au bras gauche, était entretenu avec beaucoup de soin et la santé était très-satisfaisante.

Lorsque les eschares furent complétement détachées, je touchai le col et j'y trouvai des bourgeons charnus plus résistants que d'ordinaire et me paraissant de nature douteuse. Je pratiquai deux cautérisations, à un mois d'intervalle, avec le caustique de Filhos, et j'obtins une cicatrice très-saine. Quand on pratique l'amputation du col pour faire disparaître une tumeur épithéliale, il est très-important, si l'on trouve des tissus inspirant la moindre inquiétude, de les cautériser immédiatement et complétement ; c'est en agissant ainsi, que l'on peut avoir l'espoir de guérir la malade, ou tout au moins de retarder pour un temps plus ou moins long l'apparition d'une tumeur de même nature.

OBSERVATION VIII

TUMEUR ÉPITHÉLIALE DE L'UTÉRUS ; AMPUTATION DU COL FAITE AVEC LE SÉCATEUR GALVANIQUE ; CICATRISATION.

Mme V..., née à Meaux, âgée de trente-huit ans, de taille moyenne et bien proportionnée, d'une bonne constitution et d'un tempérament sanguin, a été réglée facilement à treize ans et demi ; les menstrues ont toujours été régulières, abondantes et un peu en avance sur le mois. Elle est orpheline; ses frères et sœurs sont vivants et bien portants. A l'âge de dix-sept ans elle eut une affection dartreuse qui guérit après neuf mois de traitement. Mariée à dix-neuf ans, elle eut, trois ans après, un garçon qu'elle a perdu à l'âge de quinze ans d'une fièvre typhoïde.

Elle a joui d'une bonne santé jusqu'à l'époque de la mort de son enfant; mais, depuis lors, elle a été affectée d'une leucorrhée de plus en plus abondante, qui l'obligeait d'être constamment garnie; elle n'a pas eu de métrorrhagie. Au mois de mai 1874, elle consulta M. le docteur Maurel, qui constata l'existence d'une tumeur épithéliale du col et me l'adressa.

En l'examinant, je trouvai un épithélioma du volume d'une forte noix avec une ulcération en croissant, placée à gauche à la base du col; pas d'engorgement ganglionnaire voisin. Tout d'abord je craignis que l'ulcération ne fût un obstacle à l'opération; mais, après l'avoir examinée à plusieurs reprises, il me parut encore possible d'enlever complétement la néoplasie. Je proposai donc l'opération, qui fut acceptée et fixée après la prochaine époque menstruelle.

Le 4 juillet, Mme V... étant placée sur le bord de son lit, les pieds dans deux chaises, fut anesthésiée par M. le docteur Blavot, et, quand l'insensibilité fut complète, j'abaissai la tumeur jusqu'à la vulve. Malgré des efforts assez persévérants, je ne pus placer le fil de platine au-dessus de l'ulcération, et je dus faire la section à son niveau; elle eut lieu sans écoulement sanguin. Je saisis alors le moignon du col avec une pince de Museux, et je l'abaissai encore un peu de manière à pouvoir embrocher le col et le vagin au-dessus de l'ulcération avec un trocart courbe, auquel je substituai une aiguille courbe en ivoire. Je saisis le col et le vagin au-dessus de l'aiguille dans l'anse du sécateur, que j'isolai des parties voisines, et je fis la section assez rapidement à cause du voisinage du péritoine. L'opération terminée, on introduisit quelques morceaux de glace dans le vagin, et l'opérée fut remise dans son lit.

Le 5, M. le docteur Maurel, trouvant l'abdomen assez sensible, mais sans ballonnement, fit une application de collodion élastique.

Le 6, je trouvai l'abdomen endolori, sensible à la pression et aux mouvements, mais sans ballonnement; l'opérée n'avait eu ni nausées ni vomissements; elle avait eu, dit-elle, de la fièvre la veille, mais elle avait assez bien dormi. Alimentation légère.

Le 7, abdomen moins sensible et très-souple; 100 pulsations, 37°9; taches séreuses sur la serviette.

Le 8, abdomen de mieux en mieux ; l'opérée ayant de l'appétit, je lui conseillai d'augmenter l'alimentation ; 100 pulsations, 37°6 ; quelques taches sanguinolentes sur la serviette.

Le 9, j'appris que Mme V... avait perdu quelques caillots de sang, et que mon confrère avait placé un tampon de ouate à l'entrée du vagin ; abdomen plus sensible ; 120 pulsations.

Le 10, bien ; ne perd pas ; abdomen peu sensible à la pression ; retiré le coton ; alimentation substantielle.

Le 11, abdomen souple et presque indolore ; taches jaunâtres sur la serviette ; 100 pulsations, 37°4.

Le 14, taches grisâtres sur la serviette ; 100 pulsations, 37°6.

Le 16, j'appris que Mme V... avait perdu des caillots de sang la veille ; plus de sang aujourd'hui ; 120 pulsations, 38 degrés.

Le 17, assez bien, taches jaunâtres sur la serviette ; 108 pulsations ; 37°6, alimentation substantielle.

Le 18, bien ; 90 pulsations, 37 degrés.

Le 25, trouvant Mme V... parfaitement bien, je l'engageai à se lever.

Le 29, l'examen au spéculum me permit de m'assurer que la cicatrisation marchait régulièrement, mais que la plaie était assez étendue.

A la fin de septembre, je trouvai une cicatrice rosée et un vagin raccourci. Je fis placer un vésicatoire au bras gauche.

J'ai revu Mme V... dans le courant du mois de janvier, et j'ai constaté que l'état général était aussi satisfaisant que l'état local. L'exutoire placé au bras gauche était toujours entretenu très-soigneusement.

Chez la malade qui fait le sujet de la septième observation, j'ai abaissé assez facilement la tumeur jusqu'à la vulve ; mais, arrivé à ce point, j'ai senti qu'il fallait exercer des tractions beaucoup plus énergiques afin de la faire saillir suffisamment pour passer une aiguille courbe derrière et y placer l'anse métallique du sécateur. La crainte de déterminer une péritonite m'a arrêté.

Pour Mme V..., il en a été de même, et ce n'est qu'après avoir enlevé la tumeur épithéliale que j'ai abaissé encore un peu l'utérus, afin de pouvoir placer une aiguille courbe en ivoire derrière laquelle j'ai fait manœuvrer l'anse métallique.

J'avais l'intention de serrer le moignon du col avec un tube de caoutchouc; mais, étant très-près du vagin, cette manœuvre eût encore abaissé l'utérus. J'ai dû faire la section rapidement sans comprimer les vaisseaux, et c'est pour cette raison, je pense, que la malade a perdu du sang après l'opération.

Ces deux malades ont présenté un endolorissement général de l'abdomen, imputable, je crois, aux tractions exercées sur l'utérus. Si elles eussent été plus fortes, il est probable que la péritonite eût été complète. Du reste c'est l'accident auquel on s'expose en abaissant l'utérus, et c'est le motif pour lequel je n'ai pas poussé trop loin cette manœuvre.

Afin d'avoir des aiguilles courbes en ivoire suffisamment résistantes, j'ai fait découper et polir des défenses de sanglier, et j'ai obtenu les instruments représentés ci-après.

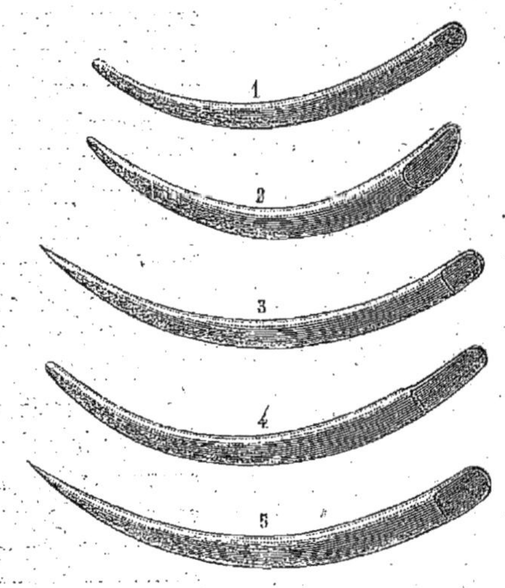

Pour m'en servir, je traverse le col avec un petit trocart courbe, puis je retire le poinçon; j'introduis alors l'extrémité pointue de l'aiguille dans la canule du trocart, et, en retirant celui-ci, je pousse celle-là qui chemine en sens inverse et vient occuper sa place.

OBSERVATION IX

TUMEUR CANCÉREUSE DE L'UTÉRUS ; AMPUTATION DU COL FAITE AVEC LE SÉCATEUR GALVANIQUE ; CICATRISATION.

Mme U..., âgée de quarante-trois ans, d'un tempérament lymphatique, d'une taille élevée et ayant assez d'embonpoint, s'est mariée en 1854. Elle a eu six enfants, dont trois sont vivants ; le dernier a seize mois. Les règles ont reparu trois mois après l'accouchement, ensuite elle a perdu du sang tous les quinze jours, puis tous les dix jours, et enfin presque continuellement.

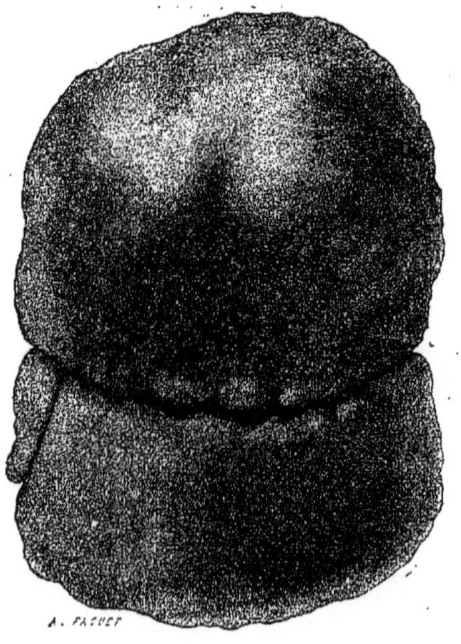

La malade exerce une profession qui l'oblige à être constamment debout.

Le 16 juin 1874, M. le docteur Desrivières me pria de l'examiner avec lui et de m'assurer s'il était possible de pratiquer une opération pour enlever une tumeur cancéreuse qu'elle portait sur le col de l'utérus. Un examen attentif me permit de conclure à la possibilité de faire la section du col au-delà des tissus paraissant envahis par la néoplasie. Il fut convenu que la malade garderait le lit, et qu'aussitôt après son époque l'opération serait pratiquée.

Le 23, Mme U... étant placée sur le bord de son lit, les pieds dans deux chaises, j'attirai la tumeur jusqu'au niveau de la vulve, et je la fis maintenir par un aide dans cette position. Je plaçai alors l'anse métallique du sécateur de manière à bien dépasser les limites tangibles de l'affection, puis j'isolai la canule double avec trois valves en buis, que je confiai à M. le docteur Desrivières. Tout étant ainsi disposé, je fis plonger l'appareil dans le bain et j'y opérai la section du col sans écoulement sanguin.

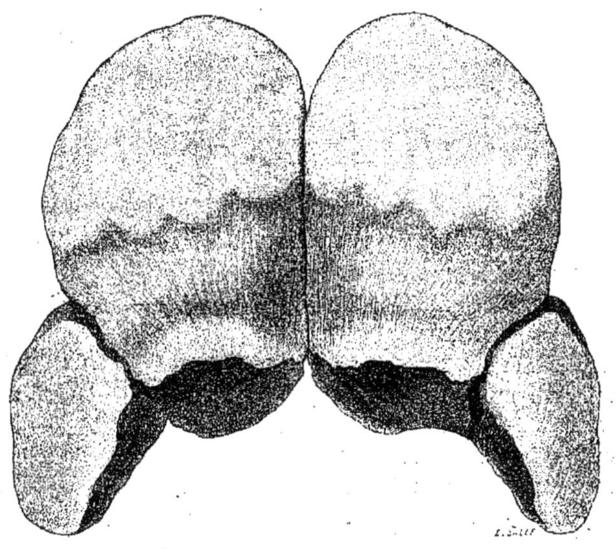

Il y eut, les premiers jours, de la sensibilité abdominale sans ballonnement ; la fièvre traumatique commença le lendemain, à dix heures, et dura plusieurs jours en se maintenant dans des limites assez restreintes.

Le 5 juillet, j'examinai la malade au spéculum, et je constatai que les eschares étaient en voie d'élimination ; il y avait un écoulement séro-purulent abondant, pour lequel je conseillai des injections avec de l'eau additionnée d'eau de Cologne.

Le 12, je trouvai une plaie ayant le meilleur aspect, et je permis à l'opérée de se lever.

Le 19, j'appris que les règles avaient paru à l'époque ordinaire et avaient duré deux jours ; l'écoulement menstruel avait été peu abondant.

Au commencement du mois d'août, Mme U... ayant repris ses

habitudes de vie ordinaires, je lui conseillai de placer un vésicatoire au bras gauche.

Le 8 octobre, j'appris que mon opérée avait repris son travail; je trouvai une cicatrice rosée, et je ne sentis que des tissus normaux.

J'ai revu tout dernièrement Mme U..., qui jouit d'une excellente santé. L'exutoire placé au bras gauche est entretenu soigneusement.

OBSERVATION X

TUMEUR CARCINOMATEUSE DE L'UTÉRUS ; ABLATION FAITE AVEC LE SÉCATEUR GALVANIQUE ; CICATRISATION INCOMPLÈTE.

Mme M..., née à Montereau, est âgée de quarante ans ; d'un tempérament lymphatique et très-grasse, elle a vu paraître ses règles à seize ans et demi. La menstruation s'est établie très-difficilement, a toujours été peu abondante et le sang peu coloré. Elle a perdu son père hydropique ; sa mère est vivante, mais elle souffre d'un catarrhe pulmonaire chronique.

Mariée à trente et un ans, elle n'a pas eu d'enfants. A l'âge de dix-huit ans, elle eut une pneumonie dans les premiers jours de sa résidence à Paris ; depuis lors elle a joui d'une assez bonne santé. Dans l'automne de 1873, elle s'aperçut qu'elle avait une leucorrhée assez abondante, qui augmenta malgré l'emploi d'injections astringentes de toutes espèces jusqu'au mois de juillet 1874.

A cette époque, les règles devinrent plus abondantes et durèrent d'abord huit jours, puis quinze et même vingt. Au commencement d'octobre, elles furent très-abondantes, mais ne durèrent que huit jours. Ce fut alors qu'elle vint me consulter de la part de M. le docteur Sergent.

En l'examinant, je trouvai une tumeur cancéreuse du col, dont il ne fut pas possible de déterminer exactement les limites, à cause de l'embonpoint de la malade ; mais, comme les culs-de-sac du vagin n'étaient pas envahis par la néoplasie, je pensai que l'on pouvait réséquer le col à sa base et ensuite en cautériser le centre, si l'affection l'avait envahi. Il fut convenu que l'opération serait faite promptement, les règles ayant cessé depuis quelques jours.

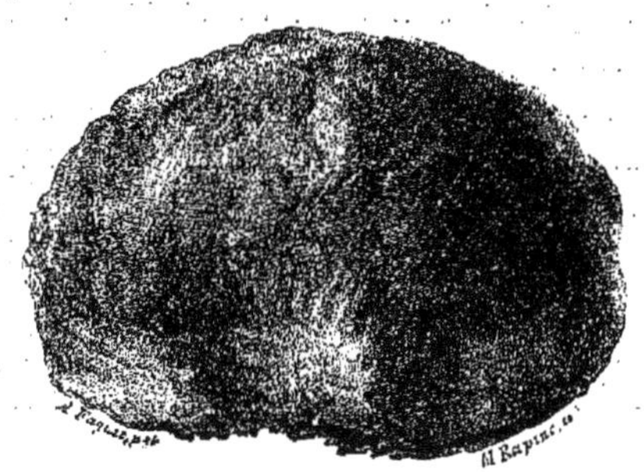

Le 17, Mme M... étant placée sur le bord de son lit, les pieds dans deux chaises, fut anesthésiée avec du chloroforme par M. le docteur Jaubert. Quand l'insensibilité fut complète, je saisis la tumeur avec des pinces de Museux, je l'abaissai un peu, et je confiai l'instrument à M. le docteur Sergent. Je saisis alors le col à sa base dans l'anse métallique de mon sécateur galvanique, dont la canule double était entourée d'un tube de carton, puis j'isolai les parties voisines avec des valves en buis. Tout étant ainsi disposé, je mis le sécateur en rapport avec une pile chirurgicale, et j'opérai la section lentement et sans écoulement sanguin.

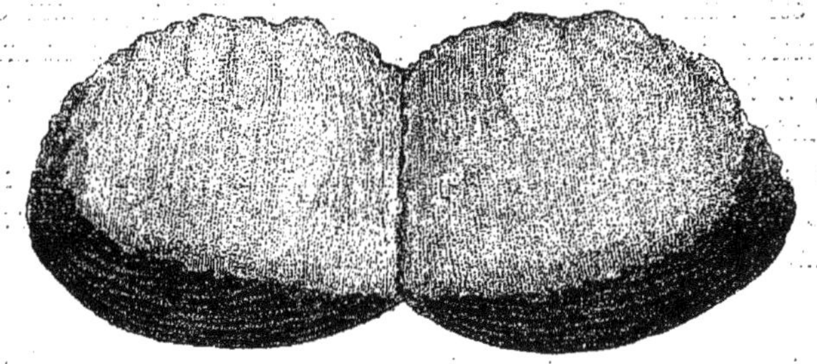

Le 18, Mme M... avait 130 pulsations et se plaignait de douleurs dans la fosse iliaque gauche, le ventre était souple et indolore dans les autres régions. Je conseillai d'appliquer des cataplasmes sur le côté gauche, la diète et des boissons abondantes.

Le 20, l'abdomen était bien, si ce n'est dans le côté gauche, dont la malade se plaignait encore ; 120 pulsations, 38°5. J'appris qu'elle avait eu, la veille, du frisson, mais pas depuis. Elle avait eu de la fièvre à 9 heures, puis à 5 heures. Je conseillai 50 centigrammes de sulfate de quinine.

Le 21, Mme M... a eu de la fièvre seulement à 5 heures du soir ; continuer le sulfate de quinine. L'abdomen était souple et indolore, excepté à gauche, où il existait encore un peu de douleur ; cataplasmes. Taches séreuses sur la serviette placée entre les cuisses ; alimentation légère.

Le 23, la malade, qui n'avait pas eu de fièvre depuis le 21, en a eu un peu le soir. Continuer le sulfate de quinine en diminuant la dose.

Le 25, j'appris que Mme M... n'avait plus eu de fièvre depuis ma dernière visite ; elle ne se plaignait plus du côté gauche. Cesser le sulfate de quinine et les cataplasmes. Taches séro-purulentes sur la serviette. Augmenter l'alimentation.

Le 27, j'appris que, la veille, la malade avait trouvé quelques taches de sang sur la serviette ; aujourd'hui les taches étaient purulentes seulement. Alimentation ordinaire.

Le 31, Mme M... allant très-bien, je lui permis de se lever, et je l'engageai à ne pas se fatiguer.

Le 3 novembre, les règles vinrent à l'époque ordinaire et furent peu abondantes.

Dès qu'elle ne vit plus de sang, je l'examinai et je trouvai, au fond du vagin, une coupe très-lisse du tissu cancéreux occupant tout le col, sauf le vagin. Je l'engageai à ne pas reprendre encore sa profession de vernisseuse, qui l'oblige à se tenir constamment debout, à bien se nourrir et à faire des injections avec de l'eau additionnée d'un peu d'eau de Cologne.

Le 3 décembre, je l'examinai de nouveau, et je trouvai une cicatrice presque complète du vagin au-devant de la néoplasie. Je lui permis alors de reprendre son travail.

Un abaissement de l'utérus, suffisant pour passer au-dessus de la tumeur une aiguille courbe en acier, ou mieux en ivoire, afin de ne pas s'exposer à faire dévier le courant ; et placer au-dessus une ligature ordinaire ou un tube en caoutchouc offrent les avantages incontestables de faire l'amputation du col dans un point bien déterminé et de sectionner rapidement. Mais si l'on réfléchit que, d'une part, cet abaissement est quelquefois impossible, et que, d'autre part, il expose à la péritonite, on comprendra l'hésitation du chirurgien pour cette manœuvre. L'observation m'a appris que, pendant que le fil coupe le col, celui-ci étant conique et l'utérus tendant à remonter, la section a lieu en cône; pour y remédier, j'ai, comme on l'a vu dans la relation des deux dernières opérations, fixé la tumeur et placé l'anse métallique à une hauteur déterminée, puis, en maintenant le sécateur dans une position fixe, j'ai fait la section au point voulu.

Chez la malade qui fait le sujet de la dixième observation, l'espoir de ne rencontrer la néoplasie que dans le centre du col et de pouvoir l'y détruire par la cautérisation ayant été déçu, cette malade ne retirera pas d'avantage de l'opération qu'elle a subie[1].

OBSERVATION XI

EPITHÉLIOMA DU COL; AMPUTATION FAITE AVEC LE SÉCATEUR GALVANIQUE; RÉCIDIVE.

Au mois de décembre 1874, je fus consulté pour une affection de l'utérus par une dame âgée de 39 ans, très-lymphatique et ayant beaucoup d'embonpoint. En l'examinant, je trouvai une large tumeur épithéliale implantée dans le col en forme de champignon. La portion

[1] *Gazette des hôpitaux*, février 1875.

du col sous-jacente me paraissant saine, je pensai qu'il serait possible de prolonger les jours de la malade en enlevant la tumeur.

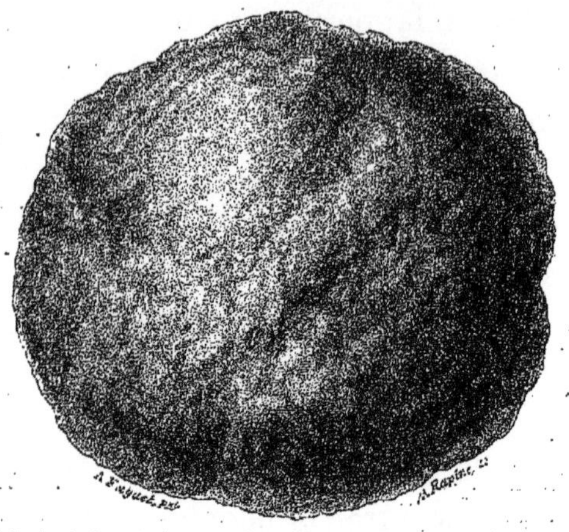

Le 19, assisté par MM. les docteurs Hallu, Legrand, Payraud et Regnault, qui voulut bien se charger de chloroformer la malade, je la fis placer sur le bord d'un lit peu élevé et les pieds dans deux chaises. Quand l'insensibilité fut complète, je saisis le col dans l'anse du sécateur avec assez de difficulté; à cause du volume de la tumeur, qui obstruait le vagin; je mis l'instrument en rapport avec une pile chirurgicale; et j'en fis l'ablation sans écoulement sanguin. L'opération terminée, on injecta de l'eau froide dans le vagin, l'abdomen fut couvert d'une couche de collodion élastique, et la malade replacée dans son lit.

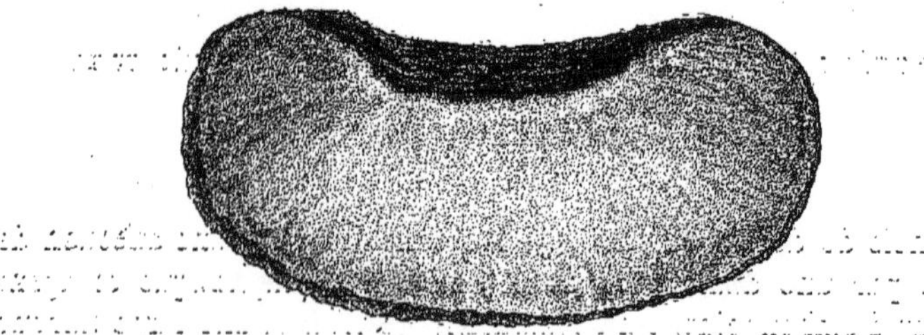

La fièvre traumatique fut peu sensible et bientôt l'appétit se réveillant, je lui fis donner une nourriture substantielle; mais une dizaine de jours après l'opération, les eschares étant en voie d'élimination, je constatai un peu d'état fébrile. Je conseillai des préparations de quinquina, un régime tonique et des injections fortement alcoolisées.

Le 14 janvier 1875, j'examinai la plaie, que je trouvai blafarde et couverte d'un liquide sanieux, ayant en un mot, un mauvais aspect. Je proposai à Mme C... de la cautériser; elle me pria de différer jusqu'à ce que ses forces fussent revenues plus complétement; elle commençait alors à se lever. Je fis continuer le régime tonique et les moyens indiqués plus haut, sans obtenir de grands avantages, la malade étant toujours faible et très-dyspeptique.

Au commencement du mois de mars, Mme C..., espérant que le changement d'air la remettrait, se décida à aller aux environs de Paris; avant son départ, je l'examinai avec son médecin, et je trouvai au fond du vagin des indurations s'étendant dans le cul-de-sac vaginal de gauche, qui me parurent au-dessus des ressources de la chirurgie.

Au mois d'octobre, j'ai appris que cette dame venait de succomber.

OBSERVATION XII

EPITHÉLIOMA DU COL; ABLATION FAITE AVEC LE SÉCATEUR GALVANIQUE; CICATRISATION.

Le 25 mars 1875, je fus appelé par M. le docteur de la Grandière pour examiner une dame âgée de 28 ans, d'un tempérament lymphatique, mais jouissant habituellement d'une bonne santé, qui avait une affection utérine. Mme M..., réglée à 13 ans, mariée à 17, avait eu un enfant, qui existe; son père et sa mère sont bien portants. En l'examinant, je trouvai une tumeur épithéliale du col développée principalement sur la lèvre antérieure. La base du col paraissant saine, je proposai à mon confrère de faire l'amputation au moyen de l'électricité, et la malade dut se purger le lendemain.

Le 27, assisté par MM. de la Grandière et Faguet, je fis mettre Mme M... sur le bord de son lit, dans la position ordinaire; je plaçai le fil sur la portion saine du col et je pratiquai l'ablation sans écoulement sanguin. Je fis une injection d'eau froide et l'abdomen fut recouvert d'une couche de collodion élastique. La fièvre traumatique ayant été très-légère, la malade put se lever le 9 avril et reprendre un peu ses occupations.

Le 23, j'examinai Mme M... avec mon confrère; nous trouvâmes une plaie ayant très-bon aspect; mais comme il existait à gauche un point dur, qui nous inspirait des craintes, il fut convenu que je ferais une cautérisation.

Le 25, j'introduisis dans la portion restante du col une tige de laminaire.

Le 26, assisté par mon confrère, je retirai la laminaire, puis je cautérisai l'intérieur du col et la partie voisine du vagin avec un caustique de Filhos taillé en cône; enfin je plaçai au centre de l'eschare une flèche de pâte de chlorure de zinc à parties égales; application de collodion élastique sur l'abdomen.

Le lendemain j'enlevai la pâte de zinc ramollie et nous vîmes une eschare dure et cylindro-conique.

Le 30, l'eschare était tombée, et le surlendemain Mme M... pouvait se lever.

Le 7 mai, nous examinâmes la malade et nous trouvâmes une plaie de bonne nature et ne nous inspirant aucune crainte pour l'avenir. L'opérée reprit alors ses occupations habituelles et il fut convenu que mon confrère introduirait régulièrement une bougie de gomme élastique dans l'orifice du col, afin d'en éviter le rétrécissement; de plus, Mme M... dut placer un exutoire au bras gauche.

Dans le courant du mois de juillet, j'ai constaté la cicatrisation complète du col et la belle santé de notre opérée.

J'ai regretté que la malade, qui fait le sujet de la onzième observation, ne m'ait pas permis de faire une seconde cautérisation; peut-être aurais-je pu retarder ainsi une récidive qui a bientôt dépassé les limites d'application des moyens chirurgicaux. Cette récidive m'a déterminé à pratiquer chez Mme M... une forte cautérisation, et la bonne cicatrice que j'ai obtenue me donne beaucoup d'espoir pour l'avenir[1].

Quoique les malades que j'ai opérées de tumeurs cancéreuses du col soient en petit nombre, elles me permettront néanmoins de faire quelques réflexions pratiques au sujet de cette opération.

[1] *Revue de thérapeutique méd.-chir.*, 1875, p. 482.

Sur mes douze malades il en existe deux, opérées depuis plus de cinq ans, qui sont bien portantes, et qui auraient succombé par suite de l'affection dont elles étaient atteintes, si la chirurgie n'était venue à leur secours. J'ai donc obtenu au moins un arrêt dans la marche envahissante d'une maladie toujours fatale et j'espère qu'elles vivront encore longtemps. Quant aux sept dernières opérées, deux n'ont retiré aucun bénéfice de l'opération, et pour les autres le traitement est encore de date trop récente pour pouvoir formuler plus que de l'espoir.

La détermination précise des limites de l'affection cancéreuse du col étant le plus ordinairement impossible, on est obligé d'établir son diagnostic sur le toucher ; aussi arrive-t-il que le praticien même le plus exercé soit induit en erreur. Afin de se mettre autant que possible à l'abri d'une récidive, je pense qu'il convient, lorsque l'on a fait l'amputation du col avec le sécateur galvanique, de pratiquer une cautérisation centrale du moignon du col au moyen de la galvanocaustique chimique, où avec le caustique de Filhos et la pâte au chlorure de zinc, de manière à détruire le plus de tissus possible, alors même qu'ils paraissent sains.

Les résultats avantageux que mon père obtenait des exutoires chez les enfants lymphatiques, scrofuleux, dartreux, dans les cas d'arthrite, d'ostéite, de carie, de kératite, de blépharites chroniques, etc., m'ont conduit à les employer à la suite des opérations de cancer, et j'ai plusieurs opérés dont l'affection n'a pas récidivé après l'ablation complète de la tumeur, suivie de l'application continue d'un exutoire loin du siége de l'opération. Sans inconvénients bien grands du reste, je suis disposé à les croire utiles pour l'avenir des opérés quand le cancer a été complétement enlevé, et qu'il n'en existe pas dans un autre point de l'organisme.

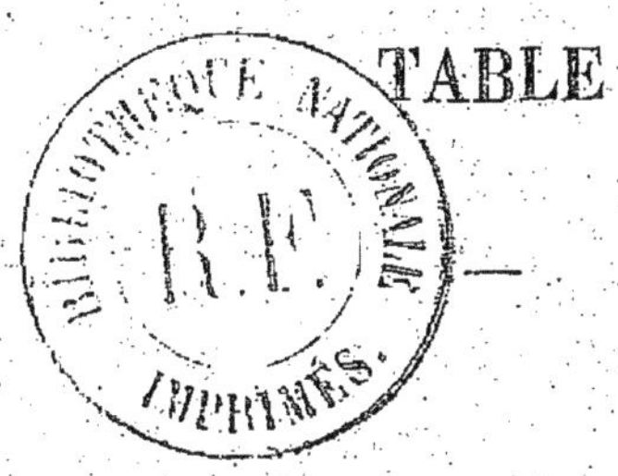

TABLE

ÉVREUX, IMPRIMERIE DE CHARLES HÉRISSEY

www.ingramcontent.com/pod-product-compliance
Ingram Content Group UK Ltd.
Pitfield, Milton Keynes, MK11 3LW, UK
UKHW020316180726
13839UKWH00001B/475

9 782329 575261